Annette Heizmann
Der Hildegard-Code

Annette Heizmann
Der Hildegard-Code
Neun heilsame Wege

Patmos Verlag

VERLAGSGRUPPE PATMOS
PATMOS
ESCHBACH
GRÜNEWALD
THORBECKE
SCHWABEN
VER SACRUM

Die Verlagsgruppe
mit Sinn für das Leben

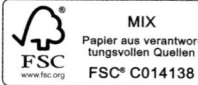

Für die Verlagsgruppe Patmos ist Nachhaltigkeit ein wichtiger Maßstab ihres Handelns. Wir achten daher auf den Einsatz umweltschonender Ressourcen und Materialien.

Alle Rechte vorbehalten
© 2020 Patmos Verlag
Verlagsgruppe Patmos in der Schwabenverlag AG, Ostfildern
www.patmos.de

Haftungsausschluss:
Für die im Buch veröffentlichten Angaben und praktischen Hinweisen sowie für die Rezepte kann keine Gewähr übernommen werden. Im Zweifelsfall empfiehlt es sich, Rücksprache mit einem Arzt zu halten, um tiefer gehende Krankheiten auszuschließen. Dies gilt besonders für Schwangere und Allergiker.
Die abgedruckten Informationen sind nach bestem Wissen zusammengestellt – sie beruhen jedoch auf Erfahrungsschatz und Weltsicht des Mittelalters und waren einer langen Überlieferungskette ausgesetzt. Daher übernimmt der Verlag keine Haftung für Schäden, welcher Art auch immer, die sich direkt oder indirekt aus dem Gebrauch der hier vorgestellten Anwendungen ergeben könnten.

Gesamtgestaltung: Finken & Bumiller, Stuttgart
Umschlagabbildung: Bildmotiv Tafel 11 des Rupertsberger Scivias-Kodex. Foto: © Benediktinerinnen-Abtei St. Hildegard, Rüdesheim
Autorinfoto: © Birgit Saile-Leins
Druck: Finidr, s. r. o., Český Těšín
Hergestellt in Tschechien
ISBN 978-3-8436-1209-8

Inhalt

Einladung: Neun Wege 11

1. Weg
Liebe: Erst empfangen, dann geben
»Du bist ein Kuss der Liebe Gottes« 17
Die Seele und ihr Zelt 19
Empfangen, bevor wir geben 22
Unsere Bedürfnisse und ihre Befriedigung 23
Intuition 26

2. Weg
Essen: Leib und Seele nähren und lieben
»Deine Lebensmittel sollen deine Heilmittel sein« 29
Selbstbewusst entscheiden 29
Ein heilsamer Tag mit Hildegard 31
Liebe, Lust und Essen 38

3. Weg
Schlafen und Wachsein:
»Ich küsse die Sonne und umarme den Mond« 43
Im Rhythmus sein 43
Atem und Stimme 47
Ruhetag – Sonntag 49
Arbeit und Muße 50
Morgens und abends 51

4. Weg
Geist der Freude, wohin weht er?
»Freue dich, weil Gott dich liebt!« 57
Frohmachende Heil- und Lebensmittel 58
Frohmachende Gedanken 61
Begegnung, Liebe und Gemeinschaft 64
Mensch und Tier 67
Ist Freude erfahrbar, auch wenn es Traurigkeit gibt? 68

5. Weg
Reinigung — aus Liebe zu den Organen
Bauchglück und Weisheit, initiiert von Geist und Seele 71
Fasten und Reinigung 72
Fastentage »Wohin mein Herz mich führt ...« 76
Die Edelkastanie: Maroni-Honig 78
Petersilien-Herzwein 79
Die Mariendistel 80
Sellerie 82
Fastenkurs 82
Bratapfel-Freude 84
Reinigung für Leib und Seele 85

6. Weg
Kraftorte erleben
»Du hast den Himmel und die Erde in dir!« 87

Hildegard und ihre Orte   88
Beseelte Orte   90
Kraftort Garten   91
Kraftort Weinberg   93
Kraftorte am Wasser   94
Kraftort Wald   95
Gestaltete Kraftorte   96
Kraftorte suchen und finden   98
Kraftort Körper des Menschen   101

7. Weg
Vital sein – mit Grünkraft und Licht
»Ihr seid das Salz der Erde. Ihr seid das Licht der Welt!« 103

Grünkraft und Licht   104
Die Seele und das Licht   106
Weibliche Kraft   109
Edelsteine – ein Schatz der Erde   112
Die Grünkraft bewahren   117
Schafgarbe und Brennnessel   118
Grünkraft und die Seelenkräfte   123

8. Weg
Wege zu Gott – Wege zu den Menschen
»Pflege das Leben, wo du es triffst!« 127

Hildegards Gotteserfahrung   128
Gott ist Beziehung   131
Freiheit der Entscheidung   133

Leben in Beziehung 135
Leben in Gemeinschaft 138

9. Weg
Dein Weg – unverwechselbar, kostbar und wertvoll
»Wir müssen auf die Stimme unserer Seele hören, wenn wir gesunden wollen« 141

Liebende Aufmerksamkeit 144
Meine Notizen zum 1. Weg 146
Meine Notizen zum 2. Weg 147
Meine Notizen zum 3. Weg 148
Meine Notizen zum 4. Weg 149
Meine Notizen zum 5. Weg 150
Meine Notizen zum 6. Weg 151
Meine Notizen zum 7. Weg 152
Meine Notizen zum 8. Weg 153
Meine Notizen zum 9. Weg 154
Anregungen für deinen Weg 155

Ein Brief an Hildegard oder Über ihr Leben 157

Lingua ignota – der »unbekannten Sprache« auf der Spur 163

Forschungen zu Hildegards »Unbekannter Sprache« und »Unbekannter Schrift« 163
Spracherfindung und Kreativität 166
Die Zeichen der Litterae ignotae – Wegweiser und Ursymbole? 167

Nachwort 171

Literaturhinweise 174
Schriften der Hildegard von Bingen   174
Schriften über Hildegard von Bingen und verwendete Literatur 176
Schriften zur Lingua ignota und den Litterae ignotae   177

Abbildungsnachweise 178

Anmerkungen 180

Zur Autorin 185

Einladung: Neun Wege

Z – der Schlussbuchstabe, das Omega, das zugleich Anfang ist, weil die Ewigkeit ohne Ende ist; Z wie *zischia* = Vergissmeinnicht – Erinnerung und Einladung

---

Der Hildegard-Code ist nicht im Internet zu finden. Ein Code zum Entschlüsseln? Schlüssel? Nicht Smartphone oder Computer? Zeichen einer Geheimschrift, Lebensthemen, Symbole, die durch Eigensinn und Selbstbestimmung entschlüsselt werden mit Herz, Verstand und emotionaler Intelligenz. Das alles ist nicht in der Technik und Medienwelt zu finden, sondern in Ihnen! Was verändert sich? Das Leben ist er-füllt mit anderen Inhalten – nicht funktionieren, sondern erleben, das Abenteuer beginnt ... die Seele hat kein Alter, wie Hildegard von Bingen weiß. Sie können heute beginnen!

Es geht um Ihren, um *deinen* Weg. Hildegard von Bingen spricht den Menschen in ihren Visionen mit »Du« an. Sie kommt mir ganz nah, tritt in Beziehung mit mir. Ich habe daher im Folgenden das »Du« gewählt, weil es um tiefe und intime Bereiche geht – unsere Beziehung zu uns selbst, zu den Menschen, die wir lieben, und zu Gott.

Wofür ist der »Hildegard-Code« gut? Er möchte zur »Lebenskunst« einladen, inspiriert von einer Frau, die Lebenskünstlerin war in ganz anderer Zeit, doch genügend »Stoff«

hinterlassen hat, um neue Fäden einzuweben in unseren heutigen Lebensteppich. Manche Muster dürfen dadurch bunt und individuell gestaltet werden ... Angenommen Hildegard von Bingen hat ein Testament hinterlassen, das 840 Jahre später wieder ausgegraben wird ... es sind Schriften, Bilder, Visionen, die erstaunlich aktuell sind für die Orientierung in einer zunehmend technisierten Welt, in der die Gesundheit der Menschen so eine große Rolle wie damals spielt und oft über Lebenszeit entscheidet.

Was schenkt Orientierung in dem Buch, das du in der Hand hältst? Du hast die Wahl! Lass dich von den Themen der einzelnen Wege leiten oder den Schriftzeichen der *Lingua ignota* Hildegards, von denen ausgewählte Beispiele den Kapiteln vorangestellt sind.

→ *Zur Lingua Ignota siehe in diesem Buch S. 163*

Bist du visuell orientiert? Dann nimm eines der Bilder als Orientierungspunkt. Du kannst das Buch als »Bilderbuch« visionär nutzen und Symbole, Formen und Farbe meditieren, ohne dich von Worten ablenken zu lassen. Ich habe gerne die Wahl – vorn anfangen oder einen Weg wählen, der im Moment hilfreich ist: Leichter einschlafen können? Der dritte Weg beschreibt Möglichkeiten! Altes ent-sorgen? Finde im fünften Weg konkrete Entlastung! Deinen persönlichen Kraftplatz finden? Nimm den sechsten Weg! Das Immunsystem stärken? Beginne beim ersten Weg!

Hildegard war als Wegweiserin für Körper, Geist und Seele sehr weit. Weit im Sinne von vorausschauend. Weit im Sinne eines weiten Horizonts und der Freiheit für viele Wege, mindestens zwei. Weit im Sinne von tolerant. Weit im Sinne von Ausdrucksmöglichkeiten für die biblische Botschaft in Wort, Bild und Fest. Weit im Sinne der Reichweite. Sie hat viele Menschen persönlich erreicht durch Briefe, Predigten und als Ratgeberin bis in den fernen Osten, im heutigen Iran.

»Die Seherin«: Die Miniatur des Rupertsberger »Scivias«-Kodexes stellt Hildegard dar, während sie mit feurigen Flammen überströmt in ihrer Schreibstube arbeitet und der vertraute Mönch und jahrzehntelang treue Helfer, Volmar, ihr beisteht.

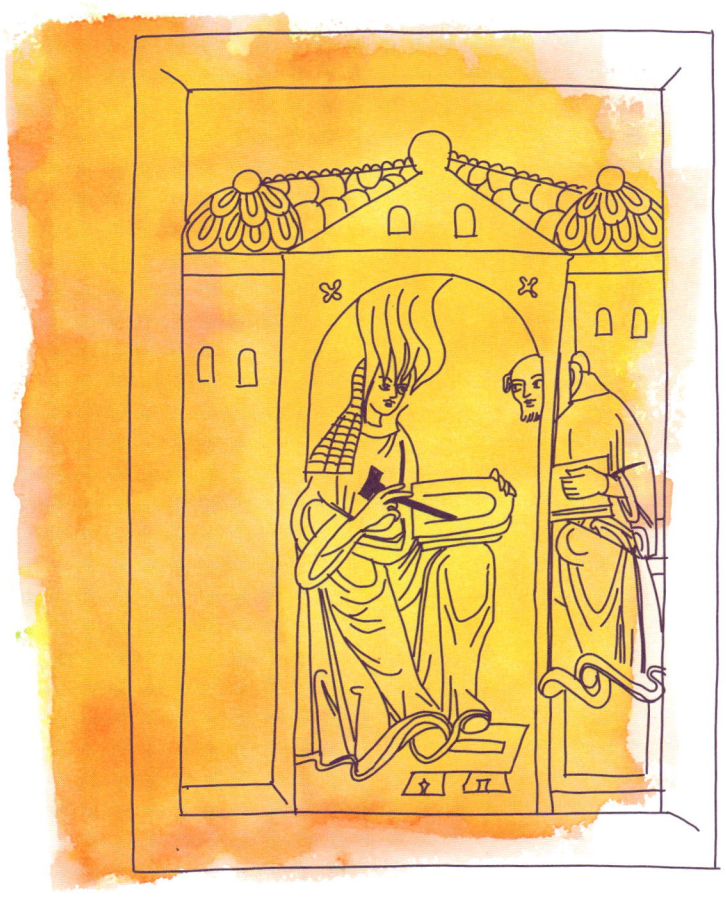

»DIE SEHERIN«

Wo kommt Hildegard als Frau, Frau in der Kirche, Revolutionärin, Prophetin – genannt »Posaune Gottes« – vor? Am Ende, in der Verknüpfung der Wege mit ihrem Leben? Bewusst steht ihr Lebenslauf am Ende der neun Wege. Durch alle Wege hindurch scheint ihr Leben und werden Sequenzen lebendig. Als Lichtpunkt für uns und als Beispiel... Die Zusammenschau, den Lebenslauf und die Genialität dieser Frau können wir aus der Distanz, wie der Milan, wie der Adler im Rundblick, von der Höhe aus, sehen. Den Ausblick erleben wir, wenn wir ankommen und viele Wege »durchleuchtet« haben.

Doch die Freiheit bleibt, den eigenen Zeitpunkt zu wählen, zu beginnen, wo du willst.

Der Weg entsteht im Gehen – Hildegard nannte ihr erstes Werk »Wisse die Wege« (Scivias) oder konkretisiert »Wisse die Wege des Lichtes«. Sie beschreibt ganz zu Anfang des Werkes, warum dieses Licht bei wachen Sinnen, das Ursprung ihrer Gotteserfahrung ist, so entscheidend ist für ihre Wegorientierung:

Es geschah im Jahre 1141 der Menschwerdung des Sohnes Gottes Jesus Christus, als ich 42 Jahre und sieben Monate alt war; ein feuriges Licht mit stärkstem Leuchten, das aus dem offenen Himmel kam, durchströmte mein ganzes Gehirn und meine Brust und entflammte sie, ohne sie jedoch zu verbrennen; doch es war heiß, wie die Sonne das erwärmt, worauf sie ihre Strahlen wirft. Und plötzlich verstand ich die Bedeutung der Schriftauslegung.[1]

Hildegards Code ist keine Zusammenfassung der Lehre ihrer Zeit – es sind Visionen, die sie von Gott selbst erhält und verkündet. Gott ist das Alpha für ihr Werk, sichtbar in der ersten Vision: Der Leuchtende. Die zweite Bildtafel, die wir in Scivias »Wisse die Wege«, finden:

Der Lichtglanz, der Hildegard überströmt, nimmt in der Miniatur konkrete Gestalt an. Das Bild zeigt den Bilderreichtum der Schau Hildegards: »*Ich sah gleichsam einen großen eisenfarbigen Berg und auf ihm Einen von solcher Herrlichkeit sitzen, dass sein Glanz meine Augen blendete*« (Hildegard, Wisse die Wege).

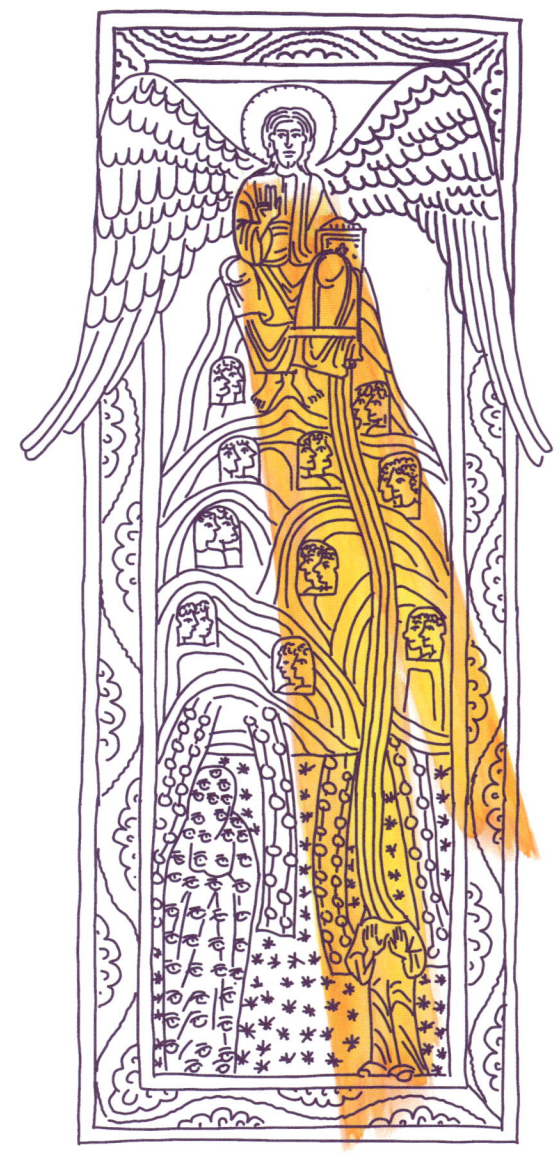

»DER LEUCHTENDE«

Was macht Hildegard zur Prophetin? Sie hat den Auftrag aufzuschreiben, was sie sieht und hört. Und sie soll es nicht ihr gemäß aufschreiben, sondern das, was von der Botschaft hörbar und sichtbar ist. Sie darf nichts beschönigen oder hinzufügen. Das war vermutlich nicht leicht. Am Beginn des »Buches der Lebensverdienste« (Liber vitae meritorum) heißt es:

Du, die du seit deiner Kindheit durch den Geist des Herrn nicht mit körperlicher, sondern mit geistiger Schau belehrt bist, verkünde, was du jetzt siehst und hörst. Denn seit Beginn deiner Visionen sind dir einige Visionen wie flüssige Milch gezeigt, andere wie süße und leichte Speise enthüllt, wiederum andere aber wie feste und vollkommene Nahrung geoffenbart worden. Verkünde also auch jetzt nach mir und nicht nach dir, und schreibe mir gemäß und nicht nach dir.[2]

Ein klar ausformulierter Auftrag, der, wie zu allen Zeiten, die Begegnung mit einer Prophetin nicht nur angenehm macht. Du bist persönlich angesprochen, deinen Weg mit diesen Botschaften zu gehen. Hildegard spricht anders als die Theologen und Kirchenmänner ihrer (und unserer) Zeit. Sei neugierig: Entdecke stattdessen die Schätze, die deinen Weg bereichern!

1. Weg
Liebe: Erst empfangen, dann geben
»Du bist ein Kuss der Liebe Gottes«

A ist der Anfangsbuchstabe für Gott (*aigonz*) und Engel (*aieganz*) in Hildegards Geheimschrift... und für den Anfang des Lebens? Sie selbst sieht sich als *agiziniz* (Magistra), visionär beauftragt von Gott...

Auf der Suche nach dem Sinn des Lebens kommen wir an die Wurzeln, den Anfang unseres Lebens. Da finden wir in Hildegard von Bingens Auslegung eine neue Verbindung von Seele, Körper und Geist in der Vision: »Die Seele und ihr Zelt«. Lass dich inspirieren von dem Visionsbild, das basierend auf Hildegards Aussagen von einer Mitschwester gemalt wurde ...

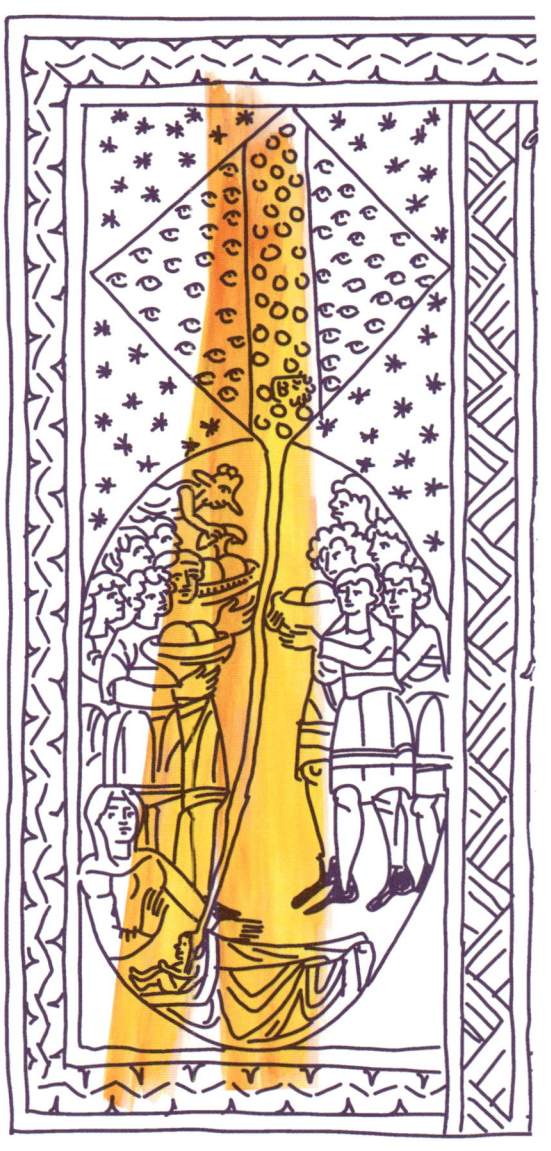

»DIE SEELE UND IHR ZELT«

> Wohin fällt zuerst dein Blick? Welche Geschichte erzählt das Bild? Wo erkennst du dich wieder? Im Kind, das noch geborgen im Bauch der Mutter ist – in der Mutter – oder in den Personen, die da stehen?

Die Seele und ihr Zelt

Der erste Weg beginnt tief im Inneren. Im Körper einer Frau. In der Gebärmutter ist durch die Verschmelzung und die Zellteilung die Entwicklung für das Wunderwerk Körper initiiert. Seele, Geist und Körper werden auch in diesem Schoßraum eine Einheit, so beschreibt es Hildegard von Bingen in der Vision »Die Seele und ihr Zelt ...« mit den Worten:

Wenn nämlich das Kind nach dem geheimen, verborgenen Geheiß und Willen Gottes im Mutterschoß zur entsprechenden von Gott richtig bestimmten Zeit den Lebenshauch (spiritus) empfangen hat, zeigt es durch die Bewegung seines Körpers an, dass es lebt, so wie die Erde sich öffnet und für ihre Früchte Blüten hervorbringt wenn der Tau auf sie gefallen ist, so dass eine Art feurige Kugel, ohne die Umrisse eines menschlichen Körpers zu haben, das Herz dieser Gestalt in Besitz nimmt ...[3]

Die kosmische Fülle des göttlichen Raumes (Zelt) fließt in das Herz und den ganzen Menschen. Laut der Vision erwärmt und haucht sie dem Menschen feurige Kraft ein. Eine göttliche Verbindung findet statt. In der Frau, in der Gebärmutter, dem heiligen Schoßraum. Beginnt hier die Liebesfähigkeit des Menschen? Liebe anzunehmen und Liebe zu empfinden? Ist diese feurige Kraft die Liebe? In uns wird diese Liebe hervorgerufen durch jedes Menschenkind, bereits im Bauch der Mutter. Diese Liebe ist die Ur-Verbindung mit dem göttlichen Kosmos, der Anfang von Hildegards Theologie und Kosmologie.

Denn die Seele, die im Feuer tiefen Wissens glüht, unterscheidet die verschiedenen Dinge im Bereich ihres Begreifens, ohne die Gestalt menschlicher Glieder zu haben, weil sie selbst weder körperlich noch hinfällig ist wie der menschliche Leib.[4]

Was meint Hildegard konkret? Der gezeugte Mensch ist im Schoßraum der Frau empfangend und nehmend – den Lebenshauch, der später als Seele benannt wird. Die Seele verbindet sich mit dem Herzen und dem Leib. Sie ist fähig zu unterscheiden, ohne körperlich gebunden und sterblich (vergänglich) zu sein wie der menschliche Leib.

Die Seele stärkt das Herz des Menschen, das gleichsam als Grundlage des Leibes den ganzen Körper lenkt und umfasst, wie das Firmament des Himmels das, was darunter ist, zusammenhält und das, was darüber liegt, verbirgt.[5]

Diese unsichtbare Verbindung zum göttlichen Zelt wird spürbar in dem, was der Körper an Bewegungen der Seele zeigt. Sie bleibt unbewusst, hat jedoch auch Kontakt zu weiteren Organen.

Die Seele verleiht dem ganzen Leib Lebenskraft (viriditas) für das Mark, die Adern und alle Glieder, wie ein Baum aus seiner Wurzel allen Zweigen Saft und Grünkraft spendet.

Hildegard stellt uns die Seele vor als Dimension, die selbst »Grünkraft« ist und diese wachsende Kraft in alle Glieder und Adern verströmt. Durch diese Grünkraft sind Körper, Geist und Seele ineinander verwoben und können sich gleichzeitig entwickeln. Viriditas, übersetzt als Grünkraft, ist eine Wortschöpfung von Hildegard selbst, die bereits ihre kosmische Theologie andeutet: Mann und Frau als Ebenbild Gottes sind Teil des Schöpfungsaktes in ihrer körperlich-seelisch-geistigen Vereinigung, durch die neues Leben entsteht. Die Frau als Ebenbild

Gottes wird mit ihrem Schoßraum, der Gebärmutter, Ort des Schöpfungsaktes, wenn der Lebenshauch (»ruach« hebräisch: Geist, Hauch, heiliger Geist) die Bewegungen ermöglicht und so das Leben spürbar macht: im Bauch der Mutter.

Gott hat sich als sein Ebenbild für diesen schöpferischen Akt die Frau ausgesucht und ihr die Geburt des neuen Menschen anvertraut. Die Gebärmutter ist der muskelstärkste Hohlraum, ausgestattet mit einer Höhle, die ein komplettes Versorgungssystem bietet, das ein Raumkapsel-Modell sein könnte. Im übertragenen Sinne weisen die Naturbilder vom Blühen und von der Grünkraft auf eine Theologie des Blühens hin.[6]

Welche Sicht zeigt uns Hildegard auf?

Sie geht von der Natalität, der »Geburtlichkeit« des Menschen, ja von seiner pränatalen Zeit aus und schaut auf die Seele, die aus der Ewigkeit kommt und alle körperlichen und geistigen Erfahrungen teilt. Durch die Grünkraft ist die Seele mit der Schöpferkraft verbunden und, weil diese ewig ist, wird sie in die Ewigkeit hinein geboren, das heißt mit Christus auferstehen, der das ewige Leben verheißt. Gegenüber einer Sicht auf den Tod und die damit verbundene Angst predigt Hildegard diese Liebe, an die sich der Mensch erinnern kann, indem er auf die Seele hört. »Wir müssen auf die Stimme unserer Seele hören, wenn wir gesunden wollen«, ist ein Credo Hildegards.

Wünsche ich mir Gesundheit?
Wie wirken die Worte der Theologie des Blühens und die Sicht Hildegards auf mich heute?
Wie viel Aufmerksamkeit habe ich meiner Seele geschenkt in den letzten 24 Stunden? Wie viel von meiner Lebenszeit?

SEELENBRIEF

Nimm ein Blatt Papier oder zwei, einen Stift und zieh dich an deinen Lieblingsplatz zurück, wo du in Ruhe sein kannst. Setz oben auf das Blatt: »Meine liebe Seele …« und schreibe deiner Seele einen Brief. Warte ab. Vielleicht kommt eine ganze Zeit nichts, doch meistens fließt es irgendwann …

Diesen Brief kannst du aufbewahren in deinem Schatzkästlein oder dem Feuer übergeben, doch lies ihn vorher einmal laut vor, dir selbst oder einem Menschen, dem du dich anvertraust.

Empfangen, bevor wir geben

Neben Freude und Schmerz habe ich bei dieser Übung eines verspürt: Dankbarkeit. Dankbarkeit für das Geschenk meines Lebens, für meine Mutter und ihre Gebärmutter, für meinen Vater, für meine Seele und meinen Körper. Für meinen Geist, mit dem ich empfangen darf. Dank an die Schöpferin des Lebens selbst.

All die Vorgänge des Nehmens, die Hildegard beschreibt, finden noch in der Geborgenheit des Mutterschoßes statt. Während dieser Zeit entwickelt sich das Kind durch die Nahrungsquellen des Mikrokosmos Gebärmutter. Nach spätestens neun Monden steht die Geburt an, die Hildegard so beschreibt:

Aber dann geht die Menschengestalt, die auf diese Weise belebt ist, aus dem Schoß der Frau hervor und wechselt auch die Farbe entsprechend ihrer Bewegungen, die diese Kugel in ihr ausführt. Denn nachdem der Mensch im Mutterschoß den lebensspendenden Hauch empfangen hat, geboren ist und Regungen zu seinem Handeln gegeben hat, entstehen entsprechend den Werken, die die Seele mit dem Leib vollbringt, auch seine Verdienste; denn aus den guten Werken verschafft sie sich Helligkeit, aus den schlechten Dunkelheit.[7]

Mit der Geburt wird ein Mensch hineingeboren in die Polarität der Welt. Durch die Seele besitzt er die Unterscheidungsfähigkeit, und mit der Geburt beginnt die Freiheit, zu nehmen und zu geben. Mit dem Tun, das der Seele mit dem Leib ermöglicht wird, kann sie die Helligkeit oder die Dunkelheit nähren.

Konfrontiert mit der Welt ist der Mensch zuerst ein hilfloses Wesen und angewiesen auf die Nahrung, die ihm angeboten wird. Natürlich angelegt ist die Frau die erste Ernährerin weiterhin durch die Brust und die natürliche Muttermilch. Diese Nahrung hat eine direkte Auswirkung auf die Entwicklung und – wie wir inzwischen wissen – die Neigung zu Allergien oder einer gesunden Immunstärke. Gleichzeitig erfährt das Kind dadurch Nähe, Wärme, Geborgenheit und Halt.

Zuerst nehmen, dann geben, wie erleben wir diese Weisheit?

Jeder Mensch stellt für Hildegard eine wunderbar individuelle Zuneigung Gottes für die Welt dar. Wie werden wir daran erinnert? Durch unseren Hunger!

Unsere Bedürfnisse und ihre Befriedigung

Wenn wir Hunger haben, sind oft verschiedene Bedürfnisse darin gebündelt. Beobachte einmal selbst: Wie viel Hunger hast du nach Berührung und Umarmung, danach, »gesehen zu werden in deiner Einzigartigkeit« – und wie oft isst du dann Süßes oder Schokolade oder eine scharfe Mahlzeit? Der körperliche und der seelisch-geistige Hunger, der sich wohl mit dem Hungergefühl vereinigt, wird ganz oft mit Nahrungsmitteln befriedigt – wie es für das Baby natürlich war. Da es meist schnell gehen muss, wenn dieses Gefühl gespürt wird, locken dann oft Fast Food, schnell zubereitetes Essen oder bereits vor längerer Zeit zubereitete Mahlzeiten, die konserviert wurden für den Zweck, schnell verfügbar zu sein. Neben billigen Nahrungsmitteln sind es oft Suchtmittel und Genussmittel, mit denen sich viele Menschen begnügen und vergnügen und erst später merken, wie schleichend ein Missbrauch der Substanzen geschieht oder eben Abhängigkeit entstanden ist.

> **Was passiert, wenn ein Mensch aufgrund seines Hungergefühls beginnt, sich selbst eine Mahlzeit vorzubereiten, oder einem anderen Menschen vertraut, der für ihn ein Essen zubereitet? Nähre ich Helligkeit oder Dunkelheit?**
> **Wann koche ich gerne für mich oder für Menschen als Ausdruck von Liebe und Wertschätzung eine Mahlzeit?**
> **Wo kaufe ich ein, damit ich Lebensmittel statt nur Nahrungsmittel zu mir nehme und damit die Helligkeit und Freude am Leben nähre?**

Die *Subtilität* der Lebensmittel ist bei Hildegard von Bingen ein großes Thema. Weiß ich, was ich esse, wie es gewürzt ist, woher das Nahrungsmittel stammt, wie es gewachsen ist und wie es transportiert wurde? All das essen wir mit – laut Hildegard von Bingen. So ist es ein großer Unterschied, ob wir aus dem eigenen Garten Gemüse ernten und selbst zubereiten oder nicht. Dies betrifft die Wirkung auf unseren ganzen Organismus. Deshalb beginnt weise Ernährung bereits mit der Auswahl der Lebensmittel: Wertschätzung für die Schöpfung und alles Geschaffene beginnt mit der Fürsorge für den eigenen Körper und das Leben mit seinen seelischen und geistigen Anteilen. Reduzieren wir diese auf eine Suchtbefriedigung, so werden wir krank oder werden von der Abhängigkeit in verschiedene Krankheitsmuster geleitet. Leider bis hin zu Gewalt und Kriminalität. Und alles begann mit dem schöpferischen Hunger nach Nahrung und Liebe ...

> **Was empfiehlt uns Hildegard von Bingen, wenn wir beobachten, dass wir bereits in Krankheitsmuster oder Muster schneller Nahrungsaufnahme verstrickt sind?**
> **Wie nehme ich meinen Körper wahr? Wann spüre ich mich? Im Schmerz, in der Krankheit, im Glück, in Zufriedenheit?**

Was beeinflusst mein Gespür? Meine Gedanken? Die Verdauung? Einflüsse von außen? Meine Vorstellungen davon, wie ich sein sollte?

Wie bin ich mit meiner Seele und ihren Kräften verbunden? Bin ich im Dialog mit meinen Bedürfnissen?

Der liebende Blick: Wie schaue ich zerbrochene Beziehungen an, welche Gefühle werden noch wach? Wo säe ich Versöhnung und Vergebung im Paradiesgarten meiner Seele?

Wo braucht es Loslassen von dem, was in mir still brodelt; was als versteckter Ärger meiner Galle und Leber noch zu schaffen macht?

→ *Dazu siehe in diesem Buch den 5. Weg, S. 73.*

Wie kann ich mich selbst mit meinen Stärken und Schwächen annehmen, damit ich beziehungsfähig bin/werde und Liebe eine Kraftquelle in meinem Leben bleibt?

IMMUNSYSTEM STÄRKEN

Die Umkehr zum Herzen ist der erste Weg – da vom Herz des Menschen Chaos oder Ordnung ausgeht.

Galgant: *gut bei Liebeskummer, Sorgen und Herzschmerz, eine Prise täglich mitkochen: pro Portion*
Petersilien-Herzwein: *gleicht das Herz aus, morgens / abends 2 cl*
Ysop: *stärkt die Widerstandsfähigkeit: für jede Zelle! Hühnersuppe mit Ysop*
Walnüsse
Mandeln
Quitten, *Quittenmus oder Gelee zu Dinkelwaffeln*
Oliven
Weintrauben, Rosinen
Aroniabeeren: *getrocknet oder als Saft 4 cl*

Zur Freude aller Bier-Liebhaber*innen hier ein Zitat zur Erheiterung:

... wenn durch viele und verschiedenartige Gedanken Wissen und Sinne des Menschen schwinden, so dass er seinen Verstand verliert, dann koche man einen bestimmten Tee oder trinke ein Bier, keinen Wein, keinen Met, kein Wasser. [8]

Intuition

Was würde sich verändern durch die Theologie des Blühens und des Seelenbewusstseins von Anfang an? Wie würden Alzheimer oder Demenz sich entwickeln, wenn wir die kranken Menschen in einem Zelt wie im Mutterleib mit Musik und Geschichten stimulieren würden? Ist eine bewusste Seel-sorge des Einzelnen eine gute Prophylaxe gegen Krankheiten psychischer Art und solcher, die durch Traumata ausgelöst werden können?

Nehmen wir die Aspekte der Seele und des Geistes im Heilungsprozess gleichwertig wahr wie die der Kräuterheilkunde: die Verbindung der Seele zum Schöpferischen, dem Geist und den Rhythmen, die unsere Zellerneuerung gesund beeinflussen?

Wie fühlt der Mensch Heimat in seinem Körper? Durch Gesundheit und Vitalität, durch die Grünkraft? Durch Freude und gute Stimmung? Gefühle, die nicht unterdrückt werden?

Das Spüren, die Intuition, wird oft genährt durch das, was wir zu uns nehmen an Worten, an Gefühlen, die wir zum Teil übernehmen aus unserer Familiengeschichte. Womit beginnt die Information meines Körpers am Tagesbeginn, und womit endet sie?

Ich beginne gerne meinen Tag mit einem Körper-Gebet, das alle Elemente und Organe aktiviert und mir eine gute Verbindung zwischen Himmel und Erde vermittelt. Die Übung selbst stammt aus der chinesischen Tradition des *Qigong* [9], die Worte sind von Hildegard von Bingen inspiriert.

ICH ÖFFNE MICH DEM HIMMEL

Ich öffne mich dem Universum,	Hände nach oben öffnend
dem Himmel über mir;	Hände ausbreiten nach rechts und links
Lichtkraft sammle ich ein.	Fingerspitzen zusammen über den Kopf
Sie durchfließt und durchströmt meinen ganzen Körper,	in dieser Form dicht vor dem ganzen Körper entlang
alles was zu mir gehört;	Oberkörper beugen, Knie locker, Finger
und ich schenke sie der Erde;	bis zur Erde
Erdkraft sammle ich ein.	Hände sammeln ein und nehmen auf
Sie stärkt mich,	Sanft Wirbel für Wirbel aufrichten
sie regeneriert mich,	Finger zusammen nach oben
sie richtet mich auf,	bis in Brusthöhe
und ich schenke sie der Welt	rechte Hand/Arm einladend öffnen
und den Menschen.	linke Hand/Arm einladend öffnen
Alles wahrhaft Gute von dort	Fingerspitzen und Hände zusammen
sammle ich ein,	vor der Brust (wie einen Ball haltend)
nehme es zu mir	Beide Hände zum Herzen führen
und bewahre es	
in meinem Herzen.	Hände beim Herz ruhen lassen

Achtsam beim Beugen, Knie elastisch lassen und die Wirbelsäule
sanft und im Atemfluss langsam nach oben wieder aufrichten ...

ZWEITER WEG

2. Weg
Essen: Leib und Seele nähren und lieben
»Deine Lebensmittel sollen deine Heilmittel sein«

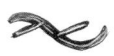

X: Zwei Wege eröffnen sich in jede Richtung. Wege kreuzen sich, und du bestimmst: *zilix* (Gefährte): lieben – *gluckxa* (Dinkel): essen.

Essen und die Art, wie wir uns nähren und lieben – beides prägt unseren Alltag und vor allem unsere Beziehungen. Für Hildegard hat unsere Beziehung zum Nächsten viel mit unserer schöpferischen Beziehung zu Gott zu tun sowie mit der Freiheit, unser Leben schöpferisch zu gestalten, anstatt zu verwalten.

Selbstbewusst entscheiden

Eine deutliche Veränderung geschieht, wenn der Mensch wahrnimmt, dass er zu seinen wichtigsten Bezugspersonen, seinen Ernährern (meist Mutter und Vater), nicht nur in Abhängigkeit steht. Jeder Mensch ist hineingeboren in die menschliche Freiheit der Entscheidung. Damit beginnt gleichzeitig die Dualität: lieben oder hassen.

Aus Hildegards Sicht kommt diese Freiheit nicht von den Eltern, sie kommt von Gott, vom Schöpfer, der Schöpferin selbst, mit der wir verbunden bleiben, unser ganzes Leben lang. Wann beginnt diese Freiheit das Leben schöpferisch zu gestalten? Mit der Reaktion, Essen anzunehmen oder zu verweigern? Mit der Sprache durch Ja und Nein?

BEWEGUNGSÜBUNG
Bringe beide Handflächen zusammen und verschränke deine Finger ineinander … welcher Daumen ist oben? Einfach nur beobachten und spüren: Wie fühlt sich diese Haltung an? Dann nimm die Hände ganz auseinander und verschränken die Finger wieder ineinander und nimm den Daumen der anderen Hand nach oben. Wie fühlt sich diese zweite Weise an? Oft kommen dann Eindrücke von Übenden wie: »komisch, passt nicht!«, »ungewohnt« bis zu »geht gar nicht« und »falsch«. All die Aussagen entsprechen unserem Denken, das bewertend reagiert. Es zeigt auf, wie oft wir in unserer bewertenden Sicht gefangen sind.
Betrachten wir die beiden Weisen, so fällt auf: Beide Weisen sind möglich; das ist ein Beweis dafür, dass die menschliche Freiheit im Körper erfahrbar ist. Eine Weise ist meist der gewohnte Weg, in dem wir bereits »wohnen« und uns gut »eingerichtet« haben.
Die andere Weise ist meist der »fremde«, »ungewohnte« und neue Weg.
Wären wir ohne Furcht vor Veränderung, im Bewusstsein ruhend, dann würden wir erkennen, dass es mindestens zwei Weisen gibt, dass wir die Freiheit der Entscheidung haben, die nicht von einem Menschen, sondern von Gott kommt: Dann wären wir vermutlich sehr ausgeglichene und fröhliche Menschen.

Diese Übung führt zur Einsicht, wie stark wir der Gewohnheit entsprechend das weiterführen, was wir als Kind durch die Erziehung oder das Vorbild einer uns nährenden Person (Eltern, Großeltern, Erzieherin) automatisch gemacht haben. Lesen wir heute die Schriften Hildegards, so finden wir viel »Befremdliches«. Es ist unsere Entscheidung, weiterzulesen und Lebensweisen, die in die Freiheit führen, zu finden. Die uns von Gott geschenkte Freiheit macht uns zum Ebenbild Gottes und lässt uns als Menschen mit eigener Berufung schöpferisch sein, die Welt mitzugestalten – so die Sicht Hildegards.

Die Freiheit, selbst zu entscheiden, hat laut Hildegard von Bingen eine starke Auswirkung auf unser Leben. Jede Entscheidung wirkt sich auf meinen Lebensrhythmus aus, sogar unsere Vorstellungen von Gott und der Welt. So ist Hildegards Theologie geprägt durch das von Gott gegebene Geschenk des Lebens. Nimmst du die Macht der Entscheidung wahr, oder überlässt du sie anderen?

Hildegard von Bingen vertritt eine Kosmologie, die sich in Universum und Planetenwelt als Makrokosmos und in unserem Körper als Mikrokosmos widerspiegelt. Welchen Zustand möchte ich nähren? Ist es für mich eine befremdliche oder neue Vorstellung, dass ich mit meinen Entscheidungen in den Kosmos hineinwirke? Laut Hildegard von Bingen trage ich zur Gesundheit oder Krankheit des Planeten Erde bei. Durch den Menschen erfährt die Natur starke Veränderungen, beispielsweise den Klimawandel. Die Zen-Meisterin *Pia Gyger* sieht es als Aufgabe des Menschen, Himmel und Erde zu verbinden und damit für Mensch und Natur heilsam zu wirken.

In der Enzyklika »Laudato si'« zeigt *Papst Franziskus* mit treffenden Beispielen auf, wie dies heute sichtbar ist, was Hildegard bereits ankündigte: Die Elemente schreien auf und toben, weil die Natur aus dem Gleichgewicht fällt durch das Handeln des Menschen. Die Verschmutzung der Umwelt, die kranken Böden usw. haben eine starke Auswirkung auf unsere Nahrungsquellen und damit auf unsere Lebensmittel: Wir essen das Gift, das wir selbst entwickelt haben mit der Absicht, höhere Erträge zu erzielen ... Mutter Erde hat uns jedoch noch nicht aufgegeben.

In der orientierungslosen Zeit des frühen Mittelalters beginnt Hildegard eine Pflege des Lebens mit den Heilmitteln der Natur und der Seele, des Geistes. Diese Lebenspflege hat sich vor allem auf die bedürftigen Menschen ausgewirkt, die den Zugang zur göttlichen Natur noch nicht verloren hatten. Kräuter, die überall wachsen; Heilmittel, die mit gekocht werden. Die Auswahl der Lebensmittel erfolgte entlang des Tages- und Jahreslaufs. Heute würden wir »regional, naturbelassen, bewusst« sagen.

Entscheidend dabei ist auch der Rhythmus und die unterschiedlichen Qualitäten eines Tages. Kontinuität im Gesundheitszustand wurde durch regelmäßige Nahrungsaufnahme von sättigenden Speisen, wie beispielsweise einem warmen Dinkelbrei am Morgen, erreicht. Hildegard war klug und sorgte nicht einfach nur dafür, dass der Hunger gestillt wurde, sondern dass die einfachen Menschen über die Wirkung von Nahrung Erfahrungen machen konnten.

Wie gestalten wir den Tagesrhythmus, was nehmen wir an Lebensmitteln und Getränken zu uns, welche Stoffe tragen wir auf der Haut: Das sind unsere Entscheidungen, und sie können uns gesund oder krank machen. Wie wir für unseren Lebenserhalt sorgen, kann die Erde erhalten oder aber ausbeuten: Davon hängt unsere Zukunft und die der nächsten Generationen ab.

> ***Wo pflege ich das Leben?***
> ***Welche Entscheidungen habe ich heute bewusst getroffen?***
> ***Wo kann ich spüren, dass Lebensmittel und Heilmittel mich elementar und ausdauernd stärken?***

Die »Wirkkraft der Lebens- und Heilmittel« geht natürlich im Stoffwechsel und in der Verdauung weiter. Für das Aufnehmen der energiegeladenen Nährstoffe braucht es gutes Öl und wertvolle Fette. Gönn dir wertvolle Öle, nicht nur für dein Auto (oder Fahrrad), sondern auch für deinen Organismus.

Unsere Sorge für gute Lebensmittel geht weiter in der Achtsamkeit für die Ausleitung. Für die Verdauung braucht es Zeit und einen organischen Rhythmus.

Wir brauchen diese Zeiten, auch wenn wir in unserem Alltag mancherlei zeitlichen Zwängen wie Arbeits- und Fahrtzeiten unterworfen sind.

Finde heraus, wann du Zeit und Muse zum Essen hast, und lass dazwischen Zeit zum Verdauen.

Ein heilsamer Tag mit Hildegard

Viele Menschen heute fühlen sich angesichts der zahlreichen und schnell wechselnden Ernährungs- und Gesundheitstrends überfordert. Wer überfordert ist, sieht sich nicht mehr in der Lage zu entscheiden und lässt sich leicht manipulieren. Neue Trends der Ernährungsphysiologie können uns inspirieren, aber Neues sollte ausprobiert werden unter Beobachtung seiner Wirkung.

Hilfreich ist die Konkretisierung, die Umsetzung. Ich habe im folgenden praktischen Teil Rezepte zusammengestellt, orientiert an Hildegard.

LEBENSMITTEL, DIE HILDEGARD POSITIV ERWÄHNT:
Dinkel, Mais, Reis, Fisch, Meeresalgen, Meersalz, Fleisch: Lamm, Ziege, Reh, Hirsch, Kaninchen, Geflügel. Käse aus Ziegenmilch. Gemüse: Salate, Fenchel, Karotten, Pastinaken, Spinat, Mangold, Pilze, Artischocken, Rettich, Rote Beete, Kürbis, Zucchini, Gurke, grüner Spargel, Melde, Schwarz-

wurzel. Obst reif und ungespritzt. Rotweinessig, Olivenöl, Mandeln, Sonnenblumenöl, alle Hülsenfrüchte, Maronen, Walnüsse.

LEBENSMITTEL, DIE HILDEGARD MEIDET BEI KRANKHEIT/SCHWÄCHE:
Nachtschattengewächse: Tomate, Peperoni, Paprika, Chili, Pfefferoni, Aubergine. Lauch, Erdbeere, Zwetschgen, Chicorée, weißer Spargel, weißer Zucker, Süßes, Jodsalz, Kohlgemüse, Milchfett, Hartkäse aus Kuhmilch, weißer Wein, rosé Wein, Bier, Schnäpse, Kaffee, Schwarztee, kohlensäurehaltige Getränke, Fleisch: Schwein, Pferd, Rind/Kalb, Wurstwaren. Muscheln, Kalamares.

MORGENS:
Grünkraft tanken (Anregungen siehe siebter Weg)
Der Verdauung Zeit lassen, reinigen, Warmes zu sich nehmen, beispielsweise Frühstückstee mit Ysop. Manche Menschen verzichten auf ein Frühstück, um ihre Verdauungspause zu verlängern. Somit lassen sie Körper, Geist und Seele Zeit für Verdauung, und Energie wird frei für Kreativität.

Oder warmes Dinkelmüsli mit Mandeln, Äpfel (gedünstet oder fein gerieben), Kakaonibs (zur Entspannung), Müsligewürz oder Zimt, Bertram, Galgant und Quendel (je eine Prise mitkochen) lauwarm genießen und »schmauen« (genüsslich kauen!)
Dinkeltoast, zum Beispiel mit Bärlauchbutter (würzig neu beginnen), Butter mit Bertram (gut im Fluss sein), Butter mit Quittenmarmelade (Geschmeidigkeit für Gelenke)

Geliebter Kaffee? Kaffee mit Tee oder Wasser ausgleichen. Dinkelkaffee ist laut Hildegard eine wertvolle ballast- und mineralstoffreiche Alternative. Im Bio-Handel finden wir leicht löslichen, fein gemahlenen Dinkelkaffee, der sehr ergiebig

und bekömmlich ist. Am besten ohne Milch, eher mit Sahne, mit Hafer-, Reis- oder Mandeldrink genießen, den man wunderbar aufschäumen kann.
Eine Verdauungspause von vier Stunden ermöglicht es, die Lebensmittel optimal zu verstoffwechseln. Als Zwischenmahlzeit oder bei Hunger empfehle ich salzige Dinkelkekse oder Dinkelwaffeln (rund, natur). Der pure Dinkel, so Hildegard »… ist wie eine gute und gesunde Salbe« für unsere Schleimhäute. Er fördert somit intensiv unsere Darmgesundheit.
Garantie für eine gute Verdauung: Lebensmittel mit Sorgfalt auswählen und das Essen »mit Liebe« zubereiten, dann wirkt es auch liebe-voll. Wem Kochen eine lästige Verpflichtung ist, der mag vielleicht ein gutes Fertigprodukt wählen oder ein Lokal besuchen, in dem »mit Liebe« gekocht wird …

MITTAGS:
Das Mittagessen würde Hildegard warm beginnen, mit einer Suppe oder dem warmen Hauptgericht, Salat dazu essen oder hinterher.

Hokkaido-Kürbis-Risotto mit Hildegard-Kräutern gewürzt
Sie brauchen:
3 Esslöffel Brat-/Olivenöl
1 große Zwiebel gehackt
1–2 Knoblauchzehen gepresst
600 g Hokkaidokürbis ungeschält in Würfeln
4 Salbeiblätter
350 g Risotto- oder Dinkelreis
1 l Gemüsebrühe
3 Prisen Galgant *(für ein ausgeglichenes Herz)*
6 Prisen Bertram *(für gute Verdauung)*
6 Prisen Quendel *(für schöne Haut, frischen Atem)*
6 Prisen Ysop *(für jede Zelle Vitalität)*
2 Prisen Muskat *(für gute Ideen)*

Salz und schwarzer Pfeffer aus der Mühle
ca. 2–3 Esslöffel frisch geriebener Parmesan
Das Öl erhitzen und Zwiebel und Knoblauch andünsten, Kürbis und Gewürze zugeben und andünsten, Reis zugeben und glasig dünsten. Brühe unter ständigem Rühren langsam zugeben. Etwa 20 Minuten köcheln lassen und abschmecken. Parmesan unterrühren und sofort servieren, zum Beispiel mit grünem Salat oder kleiner Rohkostplatte, mariniert mit wertvollem Öl. Guten Appetit!

Lamm à la Mama Renate
150 bis 200 g Lammfleisch pro Person
reichlich Knoblauchzehen
Kräuter: Thymian, Quendel, Rosmarin, Galgant, Bertram
Wurzelgemüse: Pastinaken/Petersilienwurzel, Sellerie, Karotten
gutes Meersalz
Knoblauch schälen und in Stifte schneiden. Lammfleisch damit spicken und in den Schnellkochtopf geben. Komplett mit Wasser bedecken und zusammen mit den frischen Kräutern und Gewürzen und dem Gemüse 12 Minuten dämpfen.
Nach dem Garen das Lammfleisch und Gemüse aus der Brühe nehmen, mit Salz und Pfeffer bestreuen und im Backofen etwa 15 Minuten grillen. Während der Grillzeit das Fleisch wenden und immer wieder mit dem Sud übergießen. Aus dem Sud lässt sich mit Dinkelmehlschwitze eine leckere Soße zubereiten.

ABENDS
Gratinierter Fenchel
Fenchelknolle in etwa 1 cm breite Scheiben schneiden (Querformat) mit Kräutersalz sowie Kochgewürz bestreuen und mit Mozzarella-Scheiben belegen. In einer mit etwas Öl gefetteten Auflaufform überbacken oder in der Pfanne mit geschlossenem Deckel schmoren, zum Schluss mit etwas

Olivenöl beträufeln oder mit Oliven, Walnüssen oder Sonnenblumenkernen servieren. Frische Kräuter sind Grünkraft zum Hinschauen und geben Vitalität.

Für BrotliebhaberInnen
Wer selbst backen kann, hier ein schnelles Dinkel-Buchweizen-Brot (auch für viele Allergiker und vegan lebende Menschen verträglich).
400 g Dinkelmehl
150 g Buchweizenmehl
1 Tasse Saaten (Flohsamen, Sesam, Sonnenblumenkerne, Walnüsse)
2 Teelöffel Salz
2–3 Esslöffel Obstessig
25 g Frischhefe
½ l warmes Wasser
Wer möchte, kann das Brot natürlich auch würzen: mit magenfreundlichem Kümmel, stärkender Pelargoniengewürzmischung oder getrockneten Rosenblättern oder Rosenwasser – einer Kostbarkeit.
Hefe mit warmem Wasser verrühren. Alle Zutaten kneten, Masse in gefettete Kastenform geben und *nicht* mehr gehen lassen. Im vorgeheizten Ofen etwa 1 Stunde bei 220 Grad backen. Freuen Sie sich auf den Brotgeruch! Gutes Gelingen!

WARMES GETRÄNK AM ABEND.

→ *Siehe dazu Tipps beim Schlafen und Wachen in diesem Buch 3. Weg, S. 51–55.*

Was mache ich bei Gelüsten mitten am Tag? Kennst du die Lust auf Süßes bei frustrierenden Erlebnissen am Arbeitsplatz oder bei der Hausarbeit?

Liebe, Lust und Essen

Genau hier beginnt das Suchtpotenzial: Die Sehnsucht nach Freude steigt an, und oft kann wohl Schokolade, Alkohol oder eine Zigarette diese Sehnsucht kurz befriedigen. Wird die Sehnsucht dadurch tatsächlich genährt? Oder nähre ich dadurch die Sucht? Das kannten wohl schon die Menschen im Mittelalter, denn Hildegard schenkt der Freude und den frohmachenden Heilmitteln viel Aufmerksamkeit in ihren Schriften.

➜ *Siehe dazu in diesem Buch 4. Weg, S. 58–61.*

Gelüste zeigen uns auch, was im Laufe eines Tages nicht befriedigt wurde: beispielsweise unser Bedürfnis gesehen zu werden, geliebt zu werden, nach Wertschätzung unserer Arbeit und unserer Zeit, die wir anderen zur Verfügung stellen.

> **Zeigt sich hier wie intensiv ich mich mit der Sinnfrage beschäftigt habe? Welche Wege waren gelingend?**
> **Versuche ich die Sehnsucht nach Liebe und Wertschätzung durch den Geschmack von Getränken (oft zuckerhaltig oder alkoholisch?) und Essen (Zucker, Fett, Zusatzstoffe) oder Drogen (bewusstseinverändernd?) zu kompensieren?**

Die Lust zu lieben ... In »Gelüste« steckt das Wort »Lust«, und diese hat für mich viel mit dem *Lieben* zu tun. Die feinfühlige Hildegard wusste, dass Körper, Geist und Seele gut genährt werden wollen im Laufe eines Tages.

> **Liebe ich meinen Körper, mein Leben, meine Arbeit? Gibt es einen Menschen, dem ich meine Liebe zeigen kann, und bin ich fähig, Liebe anzunehmen? Liebe in Form von Zärtlichkeit und Hautkontakt, in Form von Worten und Zeichen, die berühren? Gibt es Ideen und Gedanken, Träume, die ich liebe?**

Viele Wege gibt es, Liebe anzunehmen und zu schenken. Wie viele Wege sind mir vertraut? Wie oft bin ich jeden Tag dabei, zu funktionieren oder zu kontrollieren? Oder liebe ich mein Tun und Lassen? Laut Meister Eckhart ist die einzige Zeit im Jetzt:

Immer ist die wichtigste Stunde die Gegenwärtige; immer ist der wichtigste Mensch, der der dir gerade gegenübersteht; immer ist die wichtigste Tat die Liebe.
Meister Eckhart

Den Menschen der westlichen Hemisphäre wird oft nachgesagt, dass sie kopfgesteuert sind. Heißt das, dass wir durch Angst und Kontrolle gesteuert sind oder eher risikoreich entscheiden?

Angst oder Liebe – welches Grundgefühl überwiegt bei meinen Entscheidungen? Woran erkenne ich, in welchem Zustand ich bin?

Das rechte Maß in allen Dingen, die *discretio*, ist eine wichtige Tugend, die Hildegard beschreibt. Nicht die Verdrängung von Gefühlen, Gedanken und Gelüsten ist der Weg, und auch nicht, diese grenzenlos auszuleben, sondern im ersten Schritt: die Wahrnehmung, dass sie da sind. Im zweiten Schritt das Erkennen und drittens die Entscheidung, um in ein rechtes Maß, das heißt in Balance zu kommen, die sehr individuell ist, weil Gott mit jedem Menschen seinen ganz eigenen Weg hat.

Schreibe den Rhythmus und die Lebensmittel auf, die du in diesem Kapitel für dich gefunden hast!

Du bist Teil des Erlösungswerkes. Hildegard schreibt: »*Der Menschensohn richtet den Blick seines Erbarmens auf die Menschen und ruft mit lauter Stimme: Ihr törichten Menschen, die ihr lau seid und vor euch hinwelkt und nicht einmal ein Auge öffnen wollt, um zu sehen, was ihr aufgrund der Begabung mit eurem Geist seid.*« [10]

»Du hast nämlich das Wissen um Gut und Böse und die Fähigkeit zu handeln. Daher kannst du dich nicht entschuldigen, als hättest du dadurch nicht alle Talente, so dass du durch höchste Eingebung ermahnt bist, Gott in Wahrheit und Gerechtigkeit zu lieben und dir selbst in der Begierde und im Ergötzen an der Ungerechtigkeit zu widerstehen. So sollst du dich damit kreuzigen und auf diese Weise mein Leiden ehren.«[11] »Viel ist dir gegeben, viel muss auch von dir gefordert werden. Doch bei allem bin ich dein Haupt und deine Hilfe.«[12] Starke Worte, die mich betreffen. Ich fühle mich persönlich angesprochen. Welche Worte kommen bei dir an? Die Zusage, die Forderung, das Zutrauen, die versprochene Hilfe?

> **Welche Werte sind mir persönlich wichtig? Welche ethischen Grundhaltungen halte ich für entscheidend auf meinem Weg? Im Umgang mit der Schöpfung und mit allem Geschaffenen, was ist meine Berufung, wo verspüre ich einen Ruf?**
> **Sitze ich im Gefängnis der Schwachheit und des Jammerns oder bitte ich um Kräfte, die mich andere Wege sehen lassen und Verbindungen schaffen zu Christus? Schuldgefühle führen leider nur zu weiteren Verstrickungen, weil Schuld Schuld sät und Freude Freude sät ...**
> **Was verändert die Blickrichtung? Christus entdecken in den Seelenkräften, im Menschen, der mir gegenübersteht, in allem, was heilen möchte.**

Zur Linken befindet sich die Gestalt der Herzenszerknirschung. Sie spricht: »Immer blicke ich auf das wahre und ewige Licht und bewahre es; weder durch Nachdenken noch durch Seufzen oder Anschauen werde ich mich an der ewigen Wonne sättigen können, die im erhabenen Gott ist.«[13] Die vierte Gestalt in einem Rad steht für die Vollkommenheit. Die Eintracht erscheint mit zwei Flügeln. Sie liebt die Gemeinschaft mit den Engeln. Sie spricht: »Gott ist gerecht. Nur ihn will ich immer reinen Herzens und mit frohem Antlitz umfassen und Gott beständig loben.«[14]

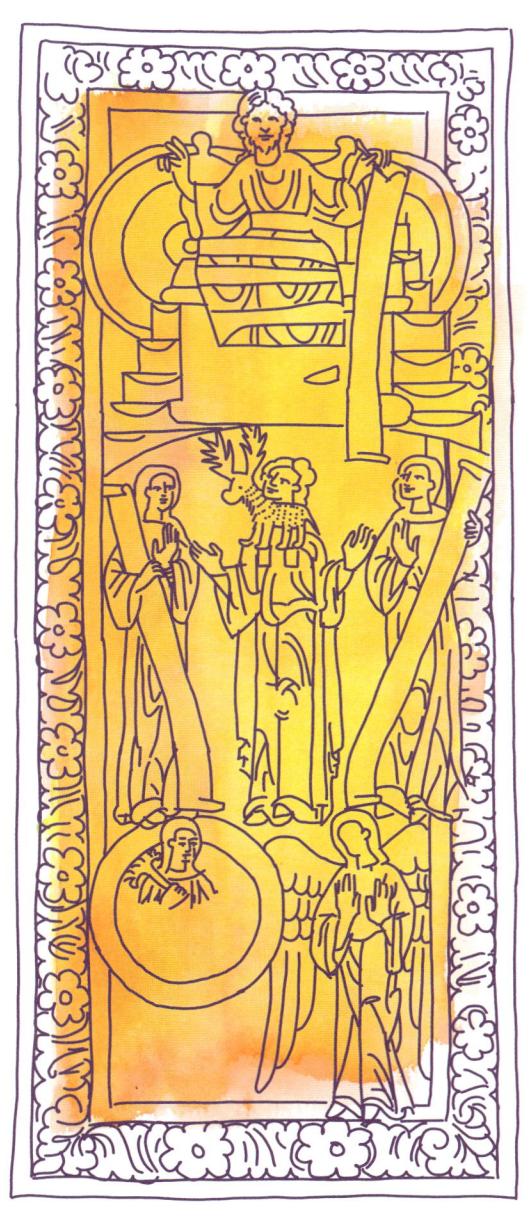

»DER MENSCHENSOHN«

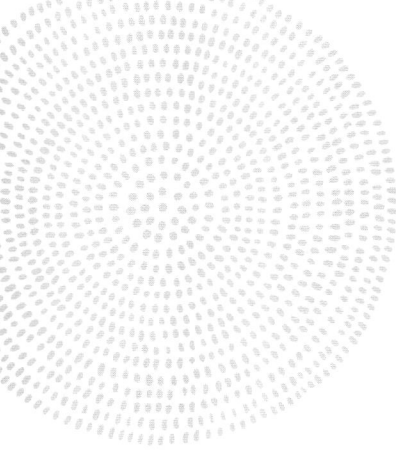

3. Weg
Schlafen und Wachsein: »Ich küsse die Sonne und umarme den Mond«

M – wie *maiz* (Mutter), die erste Rhythmusgeberin; Mutter Erde Gehör schenken durch alle Wetterlagen des Lebens.

Aktivität und Ruhe sind durch den Rhythmus von Tag und Nacht geprägt, durch Sonne und Mond, und durch unsere Gedanken, den Verstand und die Seele.

Das Firmament ist zu vergleichen mit dem Haupt des Menschen, die Sonne, der Mond und die Sterne mit den Augen, die Luft mit dem Gehörsinn, der Tau mit dem Geschmackssinn, die Seiten der Welt mit den Armen und dem Tastsinn …

Im Rhythmus sein

Die Sinne und die kosmische Dimension sind angelegt im Menschen, weiß Hildegard und erkennt, wie sehr Achtsamkeit und bewusste Wahrnehmung mit Hilfe des Verstandes für ein rhythmisches und dadurch gesundes Leben notwendig sind.

»Der Schöpfer hat dem Menschen einen wertvollen Schatz mitgegeben: den Verstand. Dieses Geschenk soll ihm zum eigenen und zum Nutzen anderer dienen.« Verbunden mit dem Verstand und den körperlichen Möglichkeiten benennt Hildegard die Dimension der Seele: »Wenn die Seele in den Körper gesandt wird, ist sie ein Hauch und von Gott geschickt und sie erhält ihren Lohn durch die leiblichen Werke, seien sie gut oder böse ... Wie auch die Erde von Wassern durchströmt wird und wie die Wasser an bestimmten Orten fließen, so durchströmt die Seele den Körper und überragt ihn ...«

Hildegard erwähnt das Wasserelement und empfiehlt am Morgen bereits einen Schluck Wasser zu nehmen und den Mund damit zu reinigen und dann zu entscheiden, ob wir einen Schluck Petersilienwein, Wermutwein oder Wasser trinken.

»Auch mit geschlossenen äußerlichen Augen sieht sie (die Seele) oft mit Sehergabe die Zukunft, weil sie bedenkt, dass sie ohne Körper leben kann.« Schenken wir den Worten Hildegards Glauben, dann bestimmt die Seele über die Werke, die wir vollbringen. So spricht Hildegard auch von den Seelenkräften. Schläft die Seele oder ist sie wach? Und mag diese seelische Dimension für die eigene Balance, für einen erholsamen Schlaf und für die Träume wesentlich sein? Laut Hildegards Aussage verdaut die Seele die leiblichen Werke, die ihr Lohn sind. Ich schließe daraus, dass die Seele durch die Aktivität des Menschen und seines Lebenswandels am Tag und in der Nacht jeweils aktiv ist. Durch das Hören auf die Seele können wir zu einem gesunden Rhythmus finden. Hier dürfen wir unterscheiden zwischen den Gedanken einerseits und dem geistigen Bewusstsein, das unsere Persönlichkeit ausmacht und mit dem Herz intensiv verbunden ist. Hildegard beschreibt es in ihrem »Buch vom Wirken Gottes« (De divinorum operum) so:

Wie dem Herz das Gemüt innewohnt, so birgt die Seele das Gewissen. Deshalb werden durch sie alle Werke des Menschen vollbracht.

Das Gewissen wiederum wird geprägt von den Lastern oder von den Gotteskräften, für die sich der Mensch bewusst entscheiden muss. Hildegard hört und sieht diese Laster und Tugenden miteinander sprechen wie in einem Dialog.

Erinnert diese Dialogart an ein inneres Gespräch unseres Gewissens? Ich habe beispielhaft für den 3. Weg das Gegensatz-Paar der *Habsucht* und der *lauteren Zufriedenheit* ausgewählt, das mir folgende Fragen stellt:

> **Ist mein Denken und Tun auf das Haben oder Sein ausgerichtet? Möchte ich viel Geld haben, materiellen Reichtum, oder lege ich Werte an in Form von echter Zufriedenheit? Welcher Weg führt in die Vitalität und Gesundheit?**

Die Habsucht (*avaritia*) beschreibt Hildegard als Gestalt sehr genau, wie in einer Malanleitung, in ihrem »Buch der Lebensverdienste« (*Liber vitae meritorum*).

Die Worte der Habsucht: ... Ich reiße alles an mich und sammle alles in meinem Schoß, und je mehr ich an mich heranziehe, umso mehr besitze ich ... dann fürchte ich niemanden, vielmehr lebe ich im Glück, und ich habe es nicht nötig, bei einem anderen um Barmherzigkeit zu betteln ... Denn in der Härte habe ich eine schlaue Weisheit, und alles, was mir gehört, fordere ich ein, und niemand kann mich täuschen. Was schadet mir das, wenn mir jemand drohen will, da doch niemand es vermag, mich zu verletzen? Ich bin weder Dieb noch Räuber, sondern alles, was ich will, ergreife ich und erwerbe ich mit meiner Kunst.[15]

Hildegard hört die Antwort der lauteren Zufriedenheit (*pura sufficientia*):

O teuflischer Trug, du gehst schnell auf Beute aus, wie ein Wolf und wie ein Geier verschlingst du fremde Sachen. Aber dicke Blasen schwellen in dir ... Du liegst in Härte, und alles behandelst du mit Gottvergessenheit, weil du nicht auf Gott vertraust ... weil du anderen keinen Fortschritt gönnst. Denn wie sich der Wurm in seinem Schlupfwinkel versteckt, so entziehst du dich, du wertloser Tölpel, dem Glück anderer, weil dir nichts genügt. Ich aber sitze über den Sternen, weil mir alle Güter Gottes genügen ... da ich auf Gott vertraue. Die Sonne küsse ich, wenn ich sie in Freude besitze. Den Mond umarme ich, wenn ich ihn in Liebe halte und alles, was dadurch wächst, mir genügt. Und warum sollte ich noch mehr wünschen, als was ich brauche? ... und da ich in jeglicher Tauglichkeit weich bin, schmücken kostbare Edelsteine mein Gewand ... So lebe ich im Haus des Königs, und es fehlt mir an nichts, wonach ich mich sehne ... Du aber, o böses Stück, durchläufst den ganzen Erdkreis, dennoch bekommst du deinen Bauch nicht voll. Schau doch wer du bist![16]

Geistige und körperliche Bewegung, ausgleichender Sport im guten Maß sind wichtig, um die eigene Energie und die körperliche Spannkraft zu erleben. Zu viel Stress im Sport entzieht uns allerdings Energie. Ich verbinde gerne den Aufenthalt in der Natur mit Bewegung oder pflege Beziehungen, zum Beispiel mit einer Laufgruppe unter Freundinnen am Ort. Durch Bewegung erleben wir den Fluss des Lebens im Körper. Das Blutsystem, das Wassersystem, unsere Muskeln und Gelenke erzählen von dem Wunderwerk, das schöpferisch jeden Atemzug neu in uns bewegt. Der Atem kommt von allein und geht wieder ohne unser Zutun und begleitet uns in der Ruhe und in der Aktivität. Dieser Lebensstrom wird von Hildegard von Bingen auch mit dem Schöpfergeist, dem heiligen Geist, zeitweise auch Herrin Weisheit oder Weisheit Liebe bezeichnet.

Über den Atem sind wir aus Hildegards Sicht mit der Geistkraft der Liebe, die *ruach* genannt wird und im Hebräischen weibliche Attribute hat, untrennbar verbunden. Wie es im Ersten Testament heißt, dass Gottes Geist, die *ruach*, über den Wassern schwebte (Gen 1,2) so formuliert Hildegard:

Der Geist des Herrn, der Feuer und Leben ist, schwebte über den Wassern und hat damals jedweder Kreatur das Leben entsprechend seiner Art eingehaucht und mit seinem Einhauch in ihnen das Lebensfeuer entzündet, auf dass jedes Geschöpf seinem Wesen gemäß Feuer und Leben in sich trage. Das Wirken des Wortes aber ist die Grünkraft.[17]

Das Wort, gesprochen und gebetet, hat bei Hildegard eine wichtige Wirkkraft (Grünkraft). Diese Kraft unterbricht die Gedanken. So können Worte eine reinigende und befreiende Wirkung haben, genauso wie die Stille. Das Gebet – gesprochen, meditiert oder gesungen – geschieht im Vertrauen auf Gott. In Gebet und Lied erleben wir, wie poetisch Hildegard dies ausdrücken kann:

Heiliger Geist, du belebendes Leben. Dynamik des Alls und Wurzel der Schöpfung, reinige deine Schöpfung vom Schmutz, tilge die Schuld und salbe die Wunden. O strahlendes Leben, des Lobes wert, erwecke und wiedererwecke das All![18]

Reinigen wir uns von allen Gedanken, die unseren Tageslauf beeinflussen wollen, zum Beispiel an einem freien Tag, dann können wir uns öffnen für den ursprünglichen Atemfluss und seine aktivierende und beruhigende Wirkung. Die Eigenschaften der lauteren Zufriedenheit vermittelt uns der Atem, der ohne unser Zutun da ist, wie Gott selbst.

Atem und Stimme

Sehen wir, wie viel Zeit Hildegard der Stimmentfaltung und dem Gesang und der Musik geschenkt hat – mehr als 77 Lieder hat sie geschrieben und zahlreiche Musikstücke komponiert –, so erkennen wir wie wichtig dieser Ausdruck für sie war.

Gesänge mit Melodien zum Lobe Gottes und der Heiligen brachte ich ohne die Belehrung irgendeines Menschen hervor und sang ich, obwohl ich weder Neumen noch Gesang erlernt hatte. [19]

Unsere Stimmung und die Verbindung von Aktivität und Ruhe in einem organischen Rhythmus haben viel mit der Stimme zu tun. Im Ausdruck der Stimme werden Gefühle und Emotionen wach und verdaut. Mir persönlich hat bewegte Stimmbildung bei *Elke Voltz* in der Frauengruppe »*Feuer meiner Stimme*« in den letzten zwei Jahrzehnten weite und tiefe Entfaltungsmöglichkeiten geschenkt. Im Kreis der Frauen erlebe ich, wie zwei Stunden im Alltag mich regenerieren und wieder auffüllen mit guter Stimmung und wie die Grünkraft zu hundert Prozent aktiviert wird.

➜ www.elkevoltz.de

So teile ich gerne eines meiner Lieblingslieder von Elke Voltz, das als Gebet mit Gebärden gesungen werden kann (siehe Audio-CD »Free your Soul« von Elke Voltz).

Atem

Atem – ich spür die Erde unter mir

Atem – der Himmel ist in mir

Atem – ich ziehe meinen Herzensweg

Atem – der in Liebe geht

der in Liebe geht

Elke Voltz

KÖRPERGEBET
1. »*Atem*«: Arme zur Seite ausbreiten.
2. »*ich spür*«: schöpfende Geste mit den Händen nach oben, den »*Himmel*« in sich hineinholen; bei »*mir*« Arme überkreuzen sich, so dass sie die Schulter berühren. Einen Atemzug verweilen.

3. »*ich ziehe*«: die Arme breiten sich nach vorne aus, machen bei »Atem« einen weiten Bogen nach hinten, bei »Liebe« legen sich die Handflächen über deinem Herzen aneinander.
4. »*in Liebe*«: die Handflächen öffnen sich nach vorn.

Ruhetag – Sonntag

Die *magistra* Hildegard liebte den Sonntag. Sie feierte ihn als siebten Schöpfungstag, an dem Gott ruhte, und als Auferstehungstag. In ihren Klöstern trugen die Schwestern weiße Kleider, schmückten sich mit Blumenkränzen und offenem Haar, um die Freude und die Verbundenheit mit Christus zu zeigen. In den monotheistischen Religionen gibt es einen Tag in der Woche, welcher der Ruhe und dem Gebet, der Gemeinschaft mit Familie und Freunden gehört. Der Sonntag ist es bei uns in unserem Kulturkreis.

> **Ein Tag zum Atem holen? Zurückfinden zu meinem ursprünglichen Atemrhythmus, der mir geschenkt ist. Erlaube ich mir diesen Sonntag frei zu halten von Arbeit und der Muße die Tür zu öffnen?**

Ich brauche in meiner »getakteten« Welt jeden Tag bewusstes Atmen und habe dazu vor vielen Jahren eine Übung aus dem *Qigong* kennengelernt und mit einem Text verbunden, der alle Elemente in uns stärkt, was laut Hildegard von Bingen optimal ist für unsere Vitalität. Ich beginne gerne den Tag mit der Übung »Ich öffne mich dem Himmel…«, doch auch für eine Zwischenpause, um an einem Ort anzukommen, ist diese Übung sehr hilfreich.

→ *Die Übung »Ich öffne mich dem Himmel«: in diesem Buch 1. Weg, S. 27*

Feuer, Wasser, Erde, Luft – alle Elemente sind im Menschen vertreten und wollen genährt werden, sonst beginnen sie zu verdorren, oder der Mensch wird lau und spürt seine Lebenskraft kaum mehr. *»Feuer und Wärme sind wichtig um die Lebenskraft zu halten, jede Kreatur wäre trostlos und verlassen, müsste auseinanderbrechen und zerfallen.«*[20]

Wer lange keine Ruhe im Schlaf gefunden hat und dort, wo Aktivität und Ruhe aus dem Gleichgewicht geraten sind (wie bei einem Burnout), kann vermutlich diese Aussage Hildegard von Bingens nachvollziehen.

> **Feurig leben? Was versteht Hildegard darunter? Das Feuer im übertragenen Sinn bringt die Liebe und Leidenschaft mit sich. Womit verbringe ich jeden Tag viel Zeit?**
> **Arbeit? Liebe ich meine Arbeit und kann ich darin leidenschaftlich aktiv sein?**
> **Die Erziehung von Kindern?, Pflege/Sorge für alte Eltern? Partnerschaft/Sexualität?**
> **Freunde? Freizeit? Medien, Information und Spiel, um Teil der Gesellschaft zu sein?**

Arbeit und Muße

Was hilft dem Menschen, Feuer und Wärme zu erleben und doch nicht darin zu »verbrennen«? Hildegard würde uns natürlich zwei Wege aufzeigen, doch auf jeden Fall an diesen erinnern:

Die Seele liebt in allen Dingen das rechte Maß. Wenn der Mensch ohne Maß isst oder trinkt oder etwas anderes maßlos tut, werden die Kräfte der Seele gespalten. Daher achte sets auf das richtige Maß!

Leicht gesagt, schwer umsetzbar? Hildegard von Bingen lässt uns auf diesem Weg nicht allein. Sie hat wegweisende Worte zu den

Lebensthemen der Menschen, zu ihrer Aktivität und zu ihrer Berufung aufgeschrieben, zum Beispiel zur Arbeit:

Arbeite, solange du kannst, doch hüte dich, deinen Leib durch zu viel Arbeit allmählich umzubringen. Denke stets daran, dass es dir nicht gegeben ist, deinen Körper neu zu schaffen. Deshalb bitte Gott beizeiten, dass er zu einem gesünderen Leben dir verhelfen möge, und warte damit nicht, bis du ihn voller Qual mit verzweifelten Bitten darum flehen musst, deinen Zustand zu verbessern.

Hildegard liebte wohl die Arbeit, weiß, wie wesentlich das Maß ist, um zwischen gutem und schlechtem Stress zu unterscheiden. Wie viel Zeit bleibt für Lust und Liebe – Hildegard schreibt sehr ausführlich über die Lust in der Frau und das Begehren im Mann und wie elementar diese zur Freude am Leben beitragen –, für die Muße und die Meditation, das Gebet, das unsere Seele »atmen« lässt.

→ Siehe in diesem Buch 4. Weg, S. 64.

Morgens und abends

Wer nicht gerne aufstehen mag oder Mühe hat mit dem Kreislauf, dem gebe ich als Tipp meine Übung »Morgenkuss« weiter. Abends beruhigt und entspannt sie wie ein »Abendkuss«.[21] Die Worte des Morgengebets sind inspiriert von Psalm 139 und Hildegard von Bingen, die Worte des Abendgebets von Klaus und Dorothee von der Flüe (Schweiz, 15. Jahrhundert).

MORGENKUSS
Am Morgen, gerne liegend: Ich lege jeweils die Handinnenflächen sanft auf den Körper (nicht pressen oder drücken) und lasse sie dort drei bis fünf Atemzüge bleiben. In den beiden Leisten Handinnenflächen auflegen und laut oder leise sprechen:

»Weisheit Liebe, die du über allem und in allem liebst, sieh mich in deiner Weisheit.«
Unter der Brust, beide Handinnenflächen auf den Rippenbögen:
»Erhalte, stärke und gründe mich auf deinen Segen!«
In der Herzgegend Handinnenfläche auf den Thymusdrüsen:
»In mir trage ich alles, wodurch ich wirken kann, und weiß um die Grünkraft, eine Kraft aus der Ewigkeit, die mich zurückführt in die Ewigkeit. Ich danke dir, dass du mich so wunderbar geschaffen hast. Staunenswert sind deine Werke.«
Inspiriert durch Psalm 139 und das Goldtopas-Gebet der Hildegard

MORGENTRUNK
Petersilienwein am Morgen
Was tun wenn das Feuer und die Wärme zu Beginn des Tages bereits fehlen? Ein Schluck Petersilien-Herzwein am Bett wirkt sehr aufmunternd.

→ Rezept Petersilienwein: siehe in diesem Buch 5. Weg, S. 79.

ABENDKUSS
Das Abendgebet führt die Körperübung in umgekehrter Reihenfolge wie beim »Morgenkuss« durch und beginnt mit den Händen in der Herzgegend auf den Thymusdrüsen:
»Weisheit Liebe, nimm alles von mir, was mich hindert zu dir.«
Unter der Brust, beide Hände mit der Handinnenfläche auf den Rippenbögen:
»Weisheit Liebe, gib alles mir, was mich fördert zu dir.«
In den beiden Leisten Handinnenfläche auflegen:
»Weisheit Liebe, nimm mein Ego/den Schatten mir und gib mich ganz zu eigen dir und mir.«

Ich verbinde mich gern durch solche Worte mit unseren spirituellen »Ahnen«. Als Impuls vor dem Einschlafen spreche ich auch gern das »Gebet der liebenden Aufmerksamkeit«

→ Siehe in diesem Buch 9. Weg, S. 144.

Am kostbarsten sind natürlich die frei gesprochenen inneren Worte, »das Gespräch mit Gott wie mit einem guten Freund« (Teresa von Ávila), einer guten Freundin, mit der/dem wir gerne und lange zusammen sind, weil wir wissen, dass sie/er uns unendlich liebt.

Guter Schlaf ist wichtig? Weitere Aspekte von Schlafen und Wachen sind drängende Fragen wie beispielsweise: Wie finde ich gut in den Schlaf? Wie gut kenne ich mich und meine Schlafgewohnheiten? Weiß ich, was für mich gut ist zum Einschlafen? Hilft das »berühmte Glas Rotwein« das als »sanfte Beruhigung« von Hildegard überliefert sein soll, oder eine der Teesorten? Hier einige Teekräuter-Zusammenstellungen und weitere Tipps.

ABENDTRUNK
Abendtee-Mischungen
Passionsblume, Frauenmantel und grüner Fenchel, Baldrian mit Melisse, bei Kälte auch mit Ingwer und Honig, Lavendel, Johanniskraut und Wacholderbeere

Der Hildegard-Hit zum Ein- oder Durchschlafen ist *Gelöschter Wein*: Hildegard von Bingen hat für alle, die abends schwer zur Ruhe kommen und noch von Sorgen und Gedanken geplagt sind, unter innerer Unruhe oder leichten Schmerzen leiden, einen heilsamen Wein. Natürlich lohnt es sich, den Ursachen auf den Grund zu gehen, möglichst im Austausch mit Fachleuten oder bei einer Beratung. Doch der Gelöschte Wein ist so etwas wie eine Unterbrechung, damit der Körper und die Seele leichter in die Ruhe und in den Schlaf finden. Je nachdem, welche Organe im Körper Unterstützung brauchen, oder was für das Immunsystem hilfreich ist, können Kräuter ausgewählt werden. Bei Kopfschmerzen oder Anzeichen einer Grippe ist eine Pelargoniengewürzmischung (Prise bis zu ½ TL) unübertroffen. Bei Unruhe, die mit Hitze verbunden ist oder bei der das Herz beteiligt ist, sind laut Hildegard 2 Prisen Galgantpulver ratsam. Wer abends von trüben Gedanken oder von fiebrigen Zuständen geplagt ist, kocht ½ TL Flohsamen im Wein mit.

Ich persönlich wähle nur *ein* Gewürz oder Heilkraut aus, damit ich meine Erfahrungen damit deuten kann. Bertram ist sehr hilfreich, um die Schleimhäute zu unterstützen oder einer »Verschleimung« entgegenzuwirken. 2 Prisen Zimt wärmen sehr gut und haben gleichzeitig eine antiseptische Wirkung. 2 Körner Kubebenpfeffer, gemörsert und mitgekocht, können »erhitzte Gemüter« wieder kühlen und sorgen für Entspannung nach einem aufregenden oder durch Ärger »verdorbenen« Tag. Fenchel und Wollblume (Königskerze) gemischt (bis zu 1,5 TL) pflegen Stimme und Hals und beruhigen den Kehlkopfbereich.

GELÖSCHTER WEIN

Pro Person 0,1 oder 0,2 l Rotwein aufkochen, Gewürz oder Heilmittel mitkochen, am Siedepunkt mit einem Schnapsglas kaltem Wasser ablöschen (grobe Gewürze oder Körner entfernen) und lauwarm schluckweise trinken, möglichst eine Stunde vor dem Zu-Bett-Gehen. Wer sich an Glühwein erinnern mag, kann 2 Prisen Zimt und eine Orangenscheibe beifügen und falls nötig mit Honig würzen! Schlafe wohl!

Eine weitere Kräuteranwendung für guten Schlaf ist das *Betonienkraut-Kissen*. Betonika, Betonienkraut, auch Heil-Ziest genannt, ist eine Pflanze, die in Europa und Asien bereits zweitausend Jahre lang in der Naturheilkunde beschrieben und empfohlen wird. Sie wurde für die Heilung der Atemwege und bei vielfältigen Schmerzzuständen angewendet. Hildegard von Bingen beschreibt sie als großes Universal-Heilmittel für Frauen, vor allem im Zusammenhang mit der Menstruation oder mit depressiven Stimmungen. Bezüglich eines guten Schlafes, der von guten Träumen gefördert werden kann, lesen wir zu *Betonica officinalis*: *»Wer von falschen Träumen geplagt zu werden pflegt, der habe Betonienkraut bei sich, wenn er abends schlafen geht und wenn er schläft, und er wird weniger falsche Träume sehen und spüren.«*

Hildegard ermuntert uns, dieses Kraut mit in den Schlaf zu nehmen und auch bei uns zu haben. Die ätherischen Öle des Betonienkrautes können wir leicht über die Nase und unsere feinstofflichen Sinne aufnehmen.

BETONIENKRAUT-KISSEN

Am einfachsten legt man das Kraut in einem durchlässigen Tuch oder einem größeren Teefilter zwischen Kissen und Kissenbezug in der Nähe des Liegeplatzes für den Kopf hin. Schon 2–3 Esslöffel vom getrockneten Kraut sind wirksam für drei Monate. Natürlich kann man mit 200–250 g getrocknetem Kraut auch ein Kräuterkissen herstellen, dabei sind Baumwoll- oder Seidenbezug empfehlenswert und dass es die Möglichkeit gibt, das Kraut nach drei Monaten auszutauschen. Das Kräuterkissen neben das Kopfkissen legen und vor dem Einschlafen einmal kräftig daran schnuppern. Auch Kinder und Jugendliche freuen sich über die positiven Wirkungen.

4. Weg
Geist der Freude, wohin weht er?
»Freue dich, weil Gott dich liebt!«

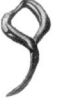

> E steht für eine Haltung der Freude, ein langes e zaubert Staunen und Lachen ins Gesicht: der Mensch, zur Freude geboren ...

Freude ist ein Lieblingsthema von Hildegard von Bingen. Hildegard ermuntert uns in ihren Visionen, die Fülle der biblischen Freude zu sehen, die für sie größer ist als die Angst vor dem Fegefeuer, was zu ihrer Zeit höchst erstaunlich ist. In ihrer Naturkunde finden wir Gewürze und Kräuter, die sie als frohmachend – »stimmt den Menschen froh« – für den Alltag empfiehlt. Bei zahlreichen körperlichen und seelischen Beschwerden empfiehlt sie Kräuter und Gewürze, Weinzubereitungen, Edelsteine, aber auch Musik und das Singen, um Herz und Sinne für die Freude zu öffnen. Deshalb haben wir in der Hildegard-Heilkunde die sogenannten »Frohmacher«, die *ein* Ziel haben: den Menschen froh zu machen!

Frohmachende Heil- und Lebensmittel

Lebensmittel, Pflanzen und Früchte, die gute Laune bewirken? Einfach ausprobieren und weitersagen!

Dinkel täglich in jeder Form: Brot, Pfannkuchen, Kekse, Suppe, Dinkelreis etc., denn »*Dinkel ist das beste Getreide, er ist warm, fett, reichhaltig und wohlschmeckender als andere Getreidesorten; er verleiht dem, der ihn isst, rechtes Fleisch und Blut sowie einen frohen Sinn und Freude im Gemüt des Menschen.*«[22]

Grüne Fenchelkörner kauen und Samen als Tee zubereiten oder mit Königskerze mischen (für die Stimme und für gute Stimmung). »*Fenchel hat eine sanfte Wärme ... Wie immer er gegessen wird, macht er den Menschen froh ... Fenchel zerrieben als Brei auftragen auf Schläfen, Brust und Magengegend ... und die Melancholie wird nachlassen.*«[23]

Flohsamen: ein Teelöffel davon am Morgen fünf Minuten in Wasser quellen lassen, Naturjoghurt dazu, als Zutat zum Müsli oder *Habermus* (sehr alte Bezeichnung für warmes Dinkelmüsli). Auch als Zugabe im Gelöschten Wein. »*Macht den niedergeschlagenen Sinn des Menschen durch seine süße Beimischung froh und verhilft dessen Gehirn sowohl durch seine Kälte als auch durch seine Mischung zu Gesundheit und stärkt es.*«[24]

Kubebenpfeffer: Hildegard von Bingen spricht vom »rechten Maß« im Umgang mit den Dingen. Natürlich weiß sie, wie die Menschen auch ungesund gebunden sind an Dinge, die uns körperlich und seelisch nicht gut tun. So empfiehlt sie uns Kubebenpfeffer. »*Er ist warm ... und wenn jemand Kubeben isst, wird jene unwürdige (ungesunde) Glut, die in ihm ist, gemäßigt.*« Zudem macht »*die Kubebe dem Menschen frohen Sinn und seinen Verstand und sein Wissen klar*«. Ich habe die Erfahrung gemacht, dass zwei bis drei Kubebenkörner gekaut schnell Entspannung bringen und kreisende Gedanken unterbrechen können. Gerade auch bei Leistungsdruck und bevorstehender Aufregung ist mir der Kubebenpfeffer eine gute Hilfe. Besonders am Abend, wenn eine innere Unruhe oder große Gelüste keine Ruhe geben, kann ein Gelöschter Wein mit Kubebenpfeffer wohltuend sein.

→ Rezept »Gelöschter Wein« in diesem Buch 3. Weg, S. 54.

Melisse bzw. Zitronenmelisse: Als Tee mit Zitrone und Ingwer, auch als Eistee; oder Melisse klein geschnitten über den Salat oder als Zugabe zur Nachspeise. Für Kinder im Kindergarten- und Schulalter ist eine Limonade mit Melisse eine gute Erfrischung: Dazu wird die Melisse mit kaltem Wasser angesetzt und mit Honig (oder Agavendicksaft oder Stevia) gesüßt. Die Melisse, oft auch Zitronenmelisse genannt wegen ihres Geruchs, hat viele verschiedene Namen in der Volksheilkunde, wie Frauenwohl, Nervenkräutel und Ruhepol: *»Melisse ist warm, und der Mensch, der sie isst, lacht gern, da ihre Wärme seine Milz berührt und das Herz dadurch erfreut wird.«*[25] Die Melisse passt in jeden Garten und ist auch am Arbeitsplatz sehr förderlich. Bei mir im Garten wächst und blüht die Melisse in großer Menge und sät sich selbst an ihre Lieblingsplätze, sie kommt auch in jedem Topf oder Balkonkasten klar und erfreut die Bienen, die sich spät im Jahr noch am Nektar der Blüten der Melisse laben.

MELISSEN-AYRAN

Für zwei Portionen (Gläser) 300 g Sahnejoghurt (10 % Fettanteil) mit 300 ml Wasser und ¼ TL Salz sowie 2 fein geschnittenen oder gemörserten Blättern Melisse mixen, nach Belieben auch mit Eiswürfeln. Mit 2 Stielen Zitronenmelisse verziert servieren.

Maronen (Edelkastanien): Kennst du den Duft von gerösteten Edelkastanien? Maronen sind schnell aufbauend und stabilisierend. Laut Hildegard wärmen sie unseren Organismus und enthalten alle wichtigen Mineralstoffe, die uns im Winter stärken. Sie gehören zu den »Frohmacher-Lebensmitteln«. Wie kann die Edelkastanie in unsere Küche Einzug halten? Köstlich sind Maroni geröstet, als Edelkastanienflocken (Versandhandel) – für manche sogar eine Chips-Alternative – und mit Sahne als besonderer Genuss in Desserts. Verzehrfertig gibt es die Maroni-Früchte, so sind sie eine einfache und schnelle Beigabe zu Rotkraut, Fenchel-Karotten-Gemüse, Kürbisgratins und Gemüseeintöpfe. Edelkastanienmehl ist eine leckere Zutat im morgendlichen Dinkelmüsli und bringt für Pfannkuchen- und Waffelteige seine eigene Süße mit (1/3 der Mehlmenge kalt anrühren).

→ *Rezept für Maronen-Honig in diesem Buch 5. Weg, Seite 79.*

MARONI-MAILÄNDERLI

250 g Maroni-Püree, 300 g Dinkelmehl (630), 250 g weiche Butter, 250 g Rohrohrzucker, 2 Eier, 1 Prise Salz und abgeriebene Schale von 1 Bio-Zitrone mischen.
Den Teig 30 min kühl stellen. Danach den Teig 7 mm dick auswallen, Plätzchen ausstechen und auf ein mit Backpapier ausgelegtes Blech legen. Vor dem Backen mit Eigelb bestreichen. Backzeit 10-15 min bei 220 °C.

Zimt, Nelke, Muskat: sind echte Nervennahrung und ein zauberhaftes Trio für Kekse. Das Aroma von frisch gemahlener Zimtrinde ist ein herrlich zitroniger, warmer Duft, der gute Laune verbreiten kann: »Zimt ist auch sehr heiß und hat starke Kräfte«. »Wer eine ›verstopfte‹ Nase hat, soll Zimtrinde zerstoßen und das Pulver mit einem Bissen Brot essen oder aus seiner Hand auflecken.« So lecker kann natürliche Medizin sein! Für Kinder nehme ich gerne Honig dazu. Zimt kann wie ein natürliches immunstärkendes Mittel wirken, vor allem in Kombination mit gemahlener Nelke und gemahlener Muskatnuss in Dinkelkeksen. »*Die Muskatnuss hat große Wärme und eine gute Mischung in ihren Kräften. Wenn der Mensch Muskatnuss isst, öffnet sie sein Herz, reinigt seine Sinne und bringt ihm eine gute Stimmung. Nimm Muskatnuss und ebenso viel Zimt und etwas Nelken, zerstoße das und mache mit diesem Pulver und mit Semmelmehl und etwas Wasser Küchlein und iss diese häufig: Es beruhigt jede Bitterkeit deines Herzens und Gemüts, öffnet dein Herz und* deine abgestumpften Sinne und macht deinen Verstand froh. Es reinigt deine Sinne, vermindert alle schädlichen Säfte in dir, verschafft deinem Blut guten Saft und macht dich stark.«[26]

GEWÜRZ-ENERGIEKEKSE
400 g helles Dinkelmehl (Typ 630) oder Vollkorn-Dinkelmehl, 250 g Butter, 150 g brauner Zucker oder Rohrohrzucker, 2 medium-große Eier, 200 gehackte oder gemahlene Mandeln, 10 g gemahlener Zimt, 10 g gemahlene Muskatnuss, 5 g Nelkenpulver, 1 Messerspitze Salz, etwas Wasser.
Zuerst die Gewürze vermischen und mit wenig Wasser anrühren, damit sie sich im Teig besser vermischen. Aus allen Zutaten einen Teig kneten und Rollen formen. Im Kühlschrank ruhen lassen. Dann entweder Taler abschneiden oder ausrollen und Herzen, Sterne etc. ausstechen. Die Kekse vor dem Backen können mit Mandelblättchen und Eigelb verziert werden oder nach dem Backen zur Hälfte in Schokolade getaucht werden.
Die Gewürze sind sehr wirksam dosiert, deshalb sollten Erwachsene 3 bis 6 Stück am Tag essen und Kinder höchstens 2 bis 3 je nach Empfindsamkeit. Die Gewürzmenge im Rezept kann auch für eine sanftere Variante halbiert werden.

> **Was ist mein Lieblingsrezept für gute Laune? Durch was verändert sich meine Laune?**

Frohmachende Gedanken

Gedanken, der Ursprung aller Aktion, spielen eine große Rolle bezüglich der Freude: »Wenn die Gedanken süß und angenehm sind, dann verraten die Augen, die Ohren und die Sprache des Menschen Freude. Die Augen des Menschen sind ähnlich dem Firmament geschaffen, sie sind die Fenster der Seele.« Die Gedanken und das Sehen im Augenblick – im Hier und Jetzt –, vermittelt uns Hildegard, zeigen sich im Gesicht und der Sprache eines Menschen.

Schaue ich auf meine Erfahrungen, dann erlebe ich im Alltag wenig freudige Gesichter. Überall, wo bewusst Schönheit gesehen wird, verändert dies die Situation. Wo Gedanken des Friedens und der Freude, der Tugenden, durch Achtsamkeit Raum bekommen, verändert sich das Gesicht der Menschen, was im Laufe eines Seminars oft nach wenigen Stunden geschieht und spätestens am dritten Tag einer Reise. Schönheit regt zur Freude an; Naturschauspiele waren für Hildegard eine große Freude: die Schönheit von Menschen, Tieren, von Blüten und Pflanzen, von ganzen Landschaften (zum Beispiel die Schwäbische Alb in der Obstblüte, die begrünten Vulkankegel des Hegau und der Bodensee oder das Rheingau vor der Traubenlese). Noch (weitgehend) unberührte Naturschönheit – wie zum Beispiel von Wasserfällen, der Berge und des Meeres – ruft oft Staunen und Begeisterung hervor und bewirkt in mir eine heilige Ehrfurcht.

Die Größe der Schöpferkraft zeigt uns, dass wir ein Teil dieser Natur sind. Laut Hildegard ist der Mensch in der Mitte der Schöpfung und wirkt sowohl mit dem sichtbaren Körperlichen und seinem Willen als auch mit der Seele. »*Sie (die Seele) wird nicht durch die Sehkraft erkannt, sondern durch die Kraft der Vernunft, wie man auch den Wind nicht mit der Sehkraft, sondern durch sein Rauschen und die Bewegung bei seinem Wehen spürt.*« Hildegard gesteht im letzten Satz zu: Trotzdem vermag das menschliche Wissen nicht zu erfassen und zu verstehen, was das wirklich ist. Der Wille, die Seelenkräfte, die Entscheidung des Menschen, seine Verbindung mit der Seele, seine Vernunft wirken wie ein Wind oder ein Sturm; je nach Bewegung kommt eine Wirkung im Menschen und in seinem Gesicht zum Ausdruck.

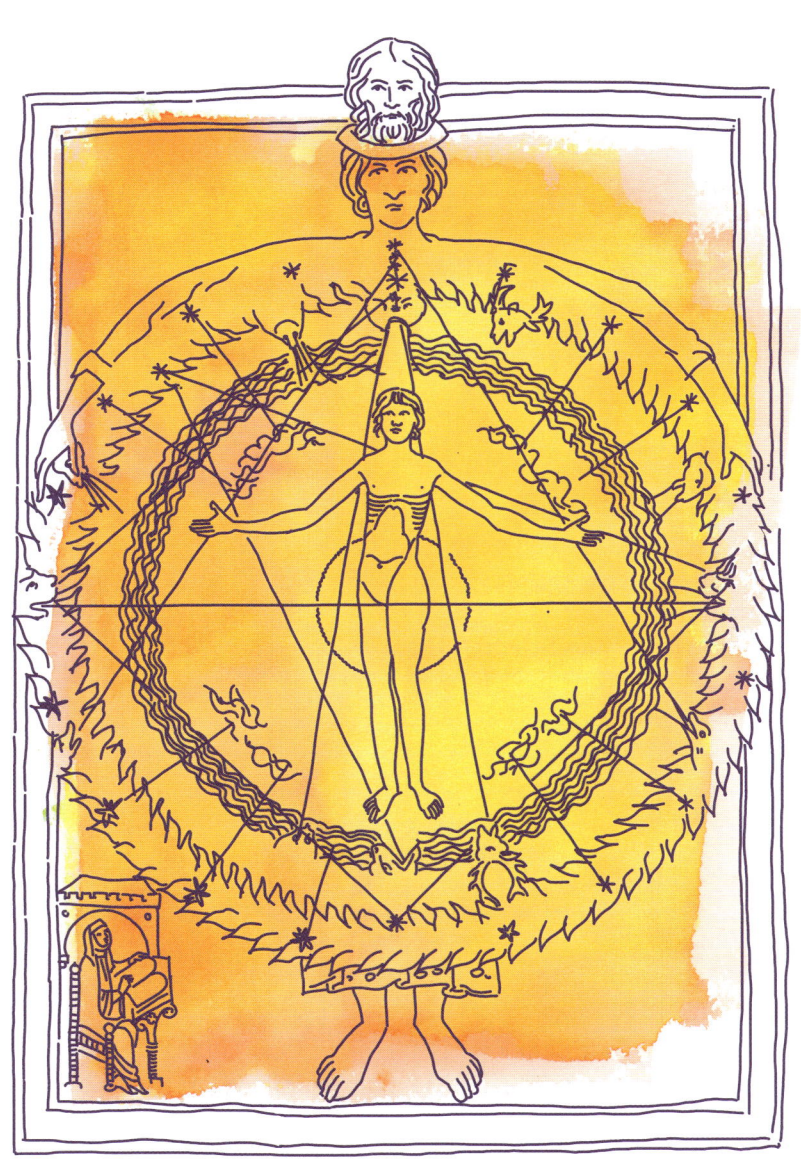

»DER KOSMOSMENSCH«

Begegnung, Liebe und Gemeinschaft

Ein Mensch, der Freude ausstrahlt, ist eine große wandelnde Kraft, gerade für den Mitmenschen, schreibt Hildegard:

Erkennt der Mensch aber die Freude, die ihm von einem anderen entgegenkommt, dann empfindet er in seinem Herzen ein großes Entzücken. Denn dann erinnert sich die Seele, wie sie von Gott geschaffen ist.

Freude durch Begegnungen und Beziehungen: Für mich sind Begegnungen mit Menschen in friedvoller Atmosphäre der größte Reichtum, den ich im Alltag erlebe. Beziehungen, die gelingen, die nicht etwa frei von Konflikten und Auseinandersetzungen sind, sondern tragfähig: Sie sind ein echter »Schatz« und wertvoller als Diamanten und Geld. Diese Erfahrung teile ich mit Hildegard und mit vielen Menschen, die mit schweren Schicksalen wie einer lebensbedrohlichen Krankheit leben mussten und »echte« Freundschaft und Begleitung in schweren Zeiten erfahren haben. Wird mit diesen Begegnungen und Beziehungen eine Freude genährt, die zur Heilung beiträgt? Wie gefestigt sind meine Beziehungen, damit ich Liebe und Zuneigung annehmen kann?

Sichtbar trägt die Sexualität und Zärtlichkeit unter Menschen zu ihrer Freude bei. Wann habe ich zuletzt zwei Verliebte beobachtet oder mich im Verliebtsein gespürt? Hildegard, seit 2012 von der katholischen Kirche als »Kirchenlehrerin« anerkannt, hat wunderbar beschrieben, wie die Sexualität den Menschen in seine höchste Erfahrung von Einssein führt, beginnend durch die weibliche Lust und das männliche Begehren.

Wenn nämlich die Lust in der Frau aufsteigt, ist sie in ihr sanfter als beim Mann, da in ihr dieses Feuer nicht so stark brennt wie im

Mann. Denn wenn der Sturm des Begehrens im Mann aufsteigt, dreht er sich in ihm wie ein Mühlrad, weil seine Lenden wie eine Werkstatt sind, in die das Mark das Feuer schickt, sodass jene Werkstatt eben dieses Feuer in die Zeugungsorgane des Mannes befördert und es heftig brennen lässt. Aber wenn der Wind der Lust aus dem Mark der Frau entweicht, fällt er in die Gebärmutter ein, die am Nabel hängt und erregt das Blut der Frau zur Lust. Und weil die Gebärmutter um den Nabel der Frau einen weiten und gleichsam offenen Raum hat, breitet sich dieser Wind in ihrem Bauch aus und sie entbrennt deshalb dort sanfter in Lust, wenn auch wegen ihrer Feuchtigkeit häufiger. Sie kann sich deshalb auch aus Furcht oder Scham leichter als der Mann der Lust enthalten, so dass auch der Schaum des Samens von ihr seltener als vom Mann ausgeschieden wird und in Maßen und im Vergleich zum Schaum des Mannes von so geringer Menge wie ein Bissen Brot im Vergleich zum ganzen Laib.[27]

In Hildegards Beschreibung der Lust und des Begehrens lese ich viel Verständnis für die Unterschiedlichkeit bei Mann und Frau. Lassen wir uns dadurch zur Freude anregen oder eher zur Auseinandersetzung? Hier würde sich aus meiner Sicht ein tieferes Studium ihrer Aussagen zur Sexualität des Menschen und seiner spirituellen Möglichkeiten lohnen. Spannend dabei: Hildegard denkt auch an alle Menschen, die allein leben ohne Partnerin/Partner.

Freude, wie Hildegard sie beschreibt, ist vor allem spürbar, wenn sie sich in mir widerspiegelt und ich erkenne, dass meine Seele im Ursprung aus Freude geschaffen wurde; in Gemeinschaft kann ich mir dessen bewusst werden. Hildegard hat dies mit ihren Schwestern im klösterlichen Leben vorgelebt. Welche große Weisheit zeigt sich indes, wie sie der Freude die Tür öffnet und Erfüllung oder Gelassenheit erlebt und sich so bewusst entscheiden kann gegen die Sucht und für eine Fröhlichkeit, die ansteckend ist. Der »normale« Weg ist es wohl noch nicht… wie viele Menschen kennst du mit einem ausgeprägten Lachen und einer ansteckenden Fröhlichkeit und wie viele, die durch Suchtverhalten versuchen, der Einsamkeit oder der Traurigkeit zu entfliehen?

Wie geht es mir heute mit dem Weg der Freude oder dem bereits gewohnten (einseitigen) Weg? Traue ich mir zu, einen neuen Weg zu gehen?

Im Leben Hildegards gab es bewusste Zeiten der Pflege der Gemeinschaft, wie dies bereits der Mönchsvater *Benedikt von Nursia* (4./5. Jahrhundert) vorsah, nach dessen Klosterregel Hildegard auch in ihren Klöstern lebte. Zusätzlich hat Hildegard neue Rituale geschaffen wie die Zeit der Regeneration, wenn alle Schwestern zuhören konnten und ein eigener Ausdruck in Form von Kunst, wie Malen, Schreiben oder vielleicht auch Handarbeit, möglich war. Ich stelle mir bildlich vor, wie Hildegard erzählte, was sie in ihren Visionen sah und hörte und wie jede Schwester ihre eigene Weise hatte, dies für sich aufzunehmen und auszudrücken. Teilen verdoppelt die Freude, und so wurde das Klosterleben lebendig und anziehend, eben auch für viele Gäste aus nah und fern.

Sonntags waren alle Schwestern eingeladen, mit offenem Haar und weißen Gewändern den Gottesdienst zu besuchen, als Liebeszeugnis zu Christus, manchmal an Festtagen sogar mit Blumenkränzen im Haar. Das Schauspiel *Ordo virtutum*[28] (»Spiel der Kräfte«), ein alljährlich aufgeführtes Theaterstück mit Liedern – über die Tugenden und Laster mit emotionaler Handlung –, wurde eingeübt und mit Freude aufgeführt. Heute würden wir es vielleicht als Musical bezeichnen. Singen und Muszieren ist ein wichtiger Ausdruck der Gefühlswelten, den Hildegard förderte. Spiel, Tanz und Freude an der Schöpfung boten den Klosterfrauen an den Festtagen Abwechslung und Ausgelassenheit. Verdrängung, auch der Ängste, war für sie keine Lösung, sondern Anfrage an den Ausgleich der Kräfte und die Frage, wie Gemeinschaft gestaltet wird. Hildegard legte Wert auf die Kultivierung von Kommunikation und Zeiten der Regeneration im Garten.

Welcher Mensch/welche Gruppe von Menschen schenkt mir Freude? Wo fühle ich mich wohl und glücklich im Zusammensein? Wie oft gönne ich mir Zeiten der Freude in der Woche?

Mensch und Tier

Heilsam für viele Menschen ist die Beziehung zu ihrem Tier/Haustier, und eine große Quelle der Freude ist das Spiel, die Zuneigung und Freude, die sie teilen. Das sieht man den Tieren an – in ihrer Schönheit und ihrem Ausdruck; den Menschen auch?

»Gib dem Menschen einen Hund, und seine Seele wird gesund«: Der Satz wird Hildegard von Bingen zugeschrieben. Das Zitat ist so zwar nicht in ihren Schriften aufzufinden, doch die Beschreibung des Hundes in Beziehung zum Menschen:

Der Hund gehört zur Vollendung und ist recht warm und hat in seiner Natur eine gewisse Gemeinsamkeit mit dem Verhalten der Menschen und spürt und versteht deshalb den Menschen und liebt ihn und lebt gern mit ihm und ist ihm treu. Deshalb hasst der Teufel den Hund und schreckt wegen der Treue, die er dem Menschen hält, vor ihm zurück. Der Hund erkennt auch Hass und Zorn und Unredlichkeit beim Menschen und knurrt oft einen Menschen an, in dem er Unredlichkeit bemerkt. Und wenn er weiß, dass in einem Haus Hass oder Zorn herrscht, winselt er darin leise bei sich und knirscht mit den Zähnen. Auch wenn ein Mensch arglistige Pläne in sich trägt, fletscht der Hund gegen ihn die Zähne, auch wenn ihn jener Mensch liebt, weil er das im Menschen spürt und begreift ... Wofern etwas Erfreuliches bevorsteht, wedelt er fröhlich mit dem Schwanz, wenn etwas Trauriges passieren soll, heult er traurig. [29]

Ist Freude erfahrbar, auch wenn es Traurigkeit gibt?

Wie oft begegnet mir die Freude oder die Traurigkeit auf meinem alltäglichen Lebensweg – was wiegt schwerer? Was ist in meinen Gesichtszügen sichtbar? »... *dann verraten die Augen, die Ohren und die Sprache des Menschen Freude.*« Hildegards Worte stimmen mich bei folgender Erfahrung nachdenklich: Ich fahre mit dem Pedelec, meinem elektrisch unterstützten Rad, zehn Kilometer zur Arbeit. Dabei begegnen mir oft andere Menschen auf ihrem Fahrrad. Es ist sehr selten, dass ich bewusst angeschaut oder gegrüßt werde. Ich schaue mit meinem freundlichen »Hallo« in zielgerichtete, leistungsorientierte oder traurige Gesichter, aber sehr selten in ein offenes, freudiges Gesicht. Dabei befinden wir uns mitten in der Natur, die Sonne scheint und die Vögel zwitschern oder per Kopfhörer wird Musik gehört. Seltsam, als würden wir unter einer Glocke der Traurigkeit leben. Woher kommt diese Trauerstimmung?

Oder bringt Leiden und Depression so viel »Ansehen« und Aufmerksamkeit, dass ich unbewusst die Schwere ansammle, anstatt sie zu verwandeln? Bin ich selbst von dieser Traurigkeit betroffen? Wie sehr auf einer Skala von 1 bis 10? Was braucht es, um der Freude wieder näherzukommen?

In der Beobachtung von mir selbst und Menschen, mit denen ich in intensivem Austausch stehe oder die ich systemisch begleite, nehme ich wahr, wie viel versteckte und verdrängte Traurigkeit in uns gespeichert ist. Forschungen haben dargelegt, wie Emotionen durch das Limbische System gespeichert werden, einen entwicklungsgeschichtlich sehr alten Teil des Hirns. Emotionen und Gedächtnis stehen eng in Zusammenhang. Menschen, die ein schlechtes emotionales Gedächtnis haben, haben oft Schädigungen in diesem Hirnbereich erlitten. Dies rührt beispielsweise oft her von einer ungelebten Trauer nach einem großen Verlust, vielleicht bereits in Kindertagen, durch den Tod eines geliebten

Menschen, eines Tieres. Trennung, Scheidung oder Heimatverlust sind traumatische Erlebnisse, die betrauert werden wollen.

> **Wie ist mein eigener Lebensweg in Bezug auf Trauer – wo lasse ich einen Stein/ein Symbol los und verabschiede mich so bewusst von der erdigen/lebendigen Verbindung mit diesem Menschen/Tier/Ereignis, das mir jetzt in den Sinn kommt? Wo hole ich mir Hilfe, um nicht einsam, sondern gemeinsam mit einem vertrauten Menschen, einem professionellen Coach, einem Therapeuten meines Vertrauens in diesen Abgrund hineinzuschauen?**

Trauer ist eine Form von Liebe und ein Weg, der Liebe Ausdruck zu verschaffen: durch Tränen, durch Bilder, durch Worte, durch Klänge, durch Rituale, zum Beispiel in der Natur, um wirklich Abschied zu nehmen und dann eine neue Beziehung zu der veränderten Wirklichkeit aufzubauen. Wird dieser Prozess nicht gelebt oder würde er verdrängt, so gibt es eine Traurigkeit im Menschen, die neu geweckt wird. Vor allem Organe wie Leber und Niere müssen viel von dieser *Melanche,* wie Hildegard dies nennt, aufnehmen. Sie beschreibt, wie diese sich in »Schwarzgalle«[30] verwandeln kann und als Ärger und Wut sich destruktiv auf die Umwelt und den eigenen Körper auswirkt.

Wenn die Seele etwas spürt, das ihr und ihrem Leib schadet, so hüllt eine Art Nebel das Herz in Dunkel. Der Mensch wird traurig und aus der Traurigkeit entsteht der Zorn. [31]

So können diese Reaktionen ein deutlicher Hinweis auf eine nicht gelebte und unverdaute Traurigkeit sein, die sogar krank machen kann und sich jedenfalls in Seele und Geist, oft auch im Körper manifestiert.

In den letzten Jahren wurde auch in der Schulmedizin diesen Zusammenhängen (Erkenntnissen) mehr Gehör geschenkt. Nicht gelebte Träume und Vorstellungen, die im Lebenslauf unerfüllt geblieben sind, müssen betrauert werden. Sie haben oft noch in hohem Alter große Auswirkungen auf den Lebensalltag und können nur schwer verdaut werden, was aber für einen Loslösungsprozess vor dem Sterben nötig ist.

Nach Hildegard und vielen Psychologen heute ist Annehmen der erste Schritt; annehmen habe ich durch Dankbarkeit gelernt.

Nimm ein Blatt und schreibe in die Mitte »Danke«. Kreise es ein und schreibe alles auf, was dir in Herz, Seele und Verstand dazu kommt. Beobachte, wie du dich danach fühlst …
Wo wurde ich von diesem Gefühl berührt, das mein Herz höher schlagen lässt und mir ein Lachen ins Gesicht zaubert? Ergreife die nächste Gelegenheit, wenn du Menschen begegnest, das zum Thema zu machen, worüber du dich freust: von einer Freude einander erzählen, anstatt von einer Krankheit oder einem Problem zu berichten.

Freude entsteht organisch, wenn wir sie im Körper spüren. Ich persönlich kann Vorfreude auf Begegnungen und Ereignisse empfinden wie auf ein gutes Essen, das ich bereits rieche. Und so spüre ich die Freude bereits im Körper; so werden die Seelenkräfte genährt. Hildegard weist sehr oft darauf hin, dass auch Heilmittel zur Freude führen und positiv auf die *Melanche* oder die melancholischen Stimmungen wirken können.

Den Weg der Freude wählen: Er besitzt die größte Veränderungskraft!

5. Weg
Reinigung – aus Liebe zu den Organen
Bauchglück und Weisheit, initiiert von Geist und Seele

> Q – hin zur Quelle, zum Ursprung, den Wurzeln des kindlichen Seins. Reinigung – körperlich, seelisch, geistig - zeigt uns den »Gleichmut der Quelle«.

Träume bewusst verdauen und die Verdauungswege stärken, fasten und sanft entschlacken bedeutet Leichtigkeit zu erleben: befreit, ballastfrei und lebendig. Der Weg des Fastens und sanften Entschlackens mit Heilkräuteressenzen nach Hildegard von Bingen hat meinem Leben eine neue Ausrichtung gegeben. Ich war auf der Suche nach einer neuen Fastenform, weil mein Körper gegen das Saftfasten rebellierte. Als ich *Dr. Lydia Reutters* Buch über das Heilfasten nach Hildegard[32] geschenkt bekam und kurz darauf einen Kurs bei der Autorin in ihrer Tübinger Praxis besuchte, war ich Feuer und Flamme. Ich konnte es nicht erwarten, neue Heilkräuteressenzen mit bewusstem Essen zu kombinieren und so in den Alltag als Familienfrau mit einzubeziehen. So verwandelte sich eine Küchenschublade in ein Kräuter- und Gewürzfach, das mit neuen und ungewohnten Gewürzen wie *Galgant*, *Bertram* und *Quendel* als Kochgewürzen und später noch vielen weiteren gefüllt wurde.

Mein Wunsch, durch die Fastenkur Magen- und Darmbereich zu entlasten und durch diese Reinigung zu einem neuen Rhythmus zu finden, ging in Erfüllung. Schauen wir nach bei Hildegard von Bingen in ihren Schriften, so finden wir keine Anleitung zum Fasten im Sinne einer »finsteren« Askese. So etwas hat Hildegard in jeder Form abgelehnt, weil Gottes Liebe und Barmherzigkeit viel größer ist als jeder Opfergedanke. »*Jedwede Kreatur hat einen Urtrieb nach liebender Umarmung.*« Hildegard sieht in den Geschöpfen eine Liebesumarmung Gottes, und so sollen wir diesem Beispiel folgen, uns umarmen und Pflanzen heilsam wirken lassen. Sich »aufzuopfern« war für sie eine Erfindung von Menschen, unsere spirituelle Aufgabe dagegen ist, Gott unsere Freude zu schenken.

Fasten und Reinigung

Fasten empfiehlt Hildegard konkret nur bei Krankheit oder zur Entlastung und Reinigung des ganzen Organismus. Die Seele ist dabei genauso angesprochen wie die Organe, die für die Reinigung zuständig sind, nicht zuletzt unsere Lungen und unsere Haut.

Warum ist Fasten als Form der Reinigung überhaupt notwendig?

Tatsächlich werden Verdauungsprozesse in Körper, Geist und Seele unterbrochen oder verdrängt, und dadurch kann sich schleichend eine Verstopfung oder eine Diarrhöe entwickeln, die die Darmgesundheit schädigen könnten, manchmal sogar Geschwüre im Magen-Darm-Bereich, die lange unentdeckt bleiben können. Sicher ist, dass wir alle Giftstoffe aufnehmen, die nicht ausgeschwemmt werden; diese agieren deshalb weiter, oft im Verdauungssystem. Aus neurologischen Forschungen wissen wir, dass der Magen-Darm-Bereich (das sogenannte »Bauchgehirn«) und das Gehirn miteinander verbunden sind; so kann unser Darm auch unseren geistigen Zustand reflektieren.

Das gleiche Keimblatt sorgt in der embryonalen Entwicklung für die Ausbildung des Darmes und die der Haut; es ist also kein Zufall, dass eine Reinigung und Vitalisierung des Verdauungssystems Hautveränderungen hervorrufen kann.

Fasten im Sinne von Hildegard ist ein Weg der Regeneration, der in vielen Kulturen praktiziert wurde. Die Darmschleimhaut darf sich regenerieren, die Reinigungsorgane bekommen mehr Zeit für ihre Aufgaben, und wir schenken dem Körper Aufmerksamkeit; dies wird in Seele und Geist spürbar.

> **Was ent-sorge ich heute im Geistigen?**
> **Was werfe ich bewusst weg?**
> **Welche Dinge lasse ich los, um zu regenerieren?**
> **Was bekommt bewusst mehr Platz?**
> **Wo darf Leere entstehen, die mich aufatmen lässt?**

»Was ist mir heute über die Leber gelaufen?« Unsere Sprache verrät, wie sehr wir im Geistig-Seelischen mit unseren inneren Organen verbunden sind: »Das geht mir an die Nieren!«; »Da läuft mir die Galle über!« Ärger und Stress haben starke Auswirkungen, was sich in vermehrter Diagnose von *Burnout* und weiteren neuen Krankheitsbildern zeigt.

Hinweise für solche Zusammenhänge geben auch die Schriften Hildegards[33], die manche Gespräche anregen können. Das vorliegende Buch ist keine medizinische Veröffentlichung. Die Themen und Wege in diesem Buch sind aus der Begleitung von etwa 600 Teilnehmer*innen meiner Kurse entstanden. Wie einst Hildegard, werde ich den Reichtum des Erfahrungsschatzes mit dir teilen und aufschreiben, wie Selbstfürsorge in verschiedener Form für Teilnehmer*innen der Kurse wirkte.

> **Du entscheidest selbst! Hinhören, durch das Stimmengewirr des Alltäglichen hindurch. Spüren, was das Herz braucht, und dem Bauch eine Regenerationszeit gönnen. Das und noch viel mehr ist möglich. Selbstständig und allein oder idealerweise**

in einer Gruppe getragen, durch das Teilen von Wesentlichem selbst, wie es Hildegard treffend beschreibt in einem Brief: »Lass nun ab von der Unruhe deines Herzens und gönne dir Ruhe!«[34]
Schau auf die Schönheit des Lebens, auf die Quelle, den Brunnen der Gesundheit; ändere deine Blickrichtung: Fokussiere die Kräfte, die dich mit dem verbinden, was erhebt und stärkt ...

Sich durch Fasten eine Auszeit zu nehmen, bedeutet eine Unterbrechung und eine Umkehr. Wie Jesus sagte: »Kehrt um und glaubt an die frohe Botschaft!« Das Wissen darum trägt laut Hildegard jede*r in sich:

Der erste Schritt ist die Umkehr zum Herzen. Denn vom Herz des Menschen geht entweder Chaos oder Ordnung aus. Der Blick auf das eigene Herz ist am Beginn jeder Intensivzeit für eine Unterbrechung des »alten Musters« entscheidend und stellt den Neubeginn einer Selbstfürsorge dar, wie sie Hildegard vorgelebt hat.

→ *Siehe die meditative Übung »Ich öffne mich dem Himmel«, 1. Weg, S. 27*

Der folgende Neun-Tage-Plan ist *eine* mögliche Form, die von Einzelnen und in Gruppen erprobt wurde.

Das Bild der drei Frauengestalten am Lebensbrunnen: Liebe, Demut und Friede. Ihre Herrlichkeit und Größe wirkt, und das Quellwasser fließt in ein neues Leben, das zukünftige Leben. Sie werden von den Heiligen beobachtet, die bereits im himmlischen Leben sind. Schon zu Zeiten der Kelten und Germanen findet sich an Quellheiligtümern die Vorstellung von Wasser, Baum und Frauen, die »durch das Wasser wurzeln« und unmittelbaren Kontakt zur Quelle des Lebens haben.

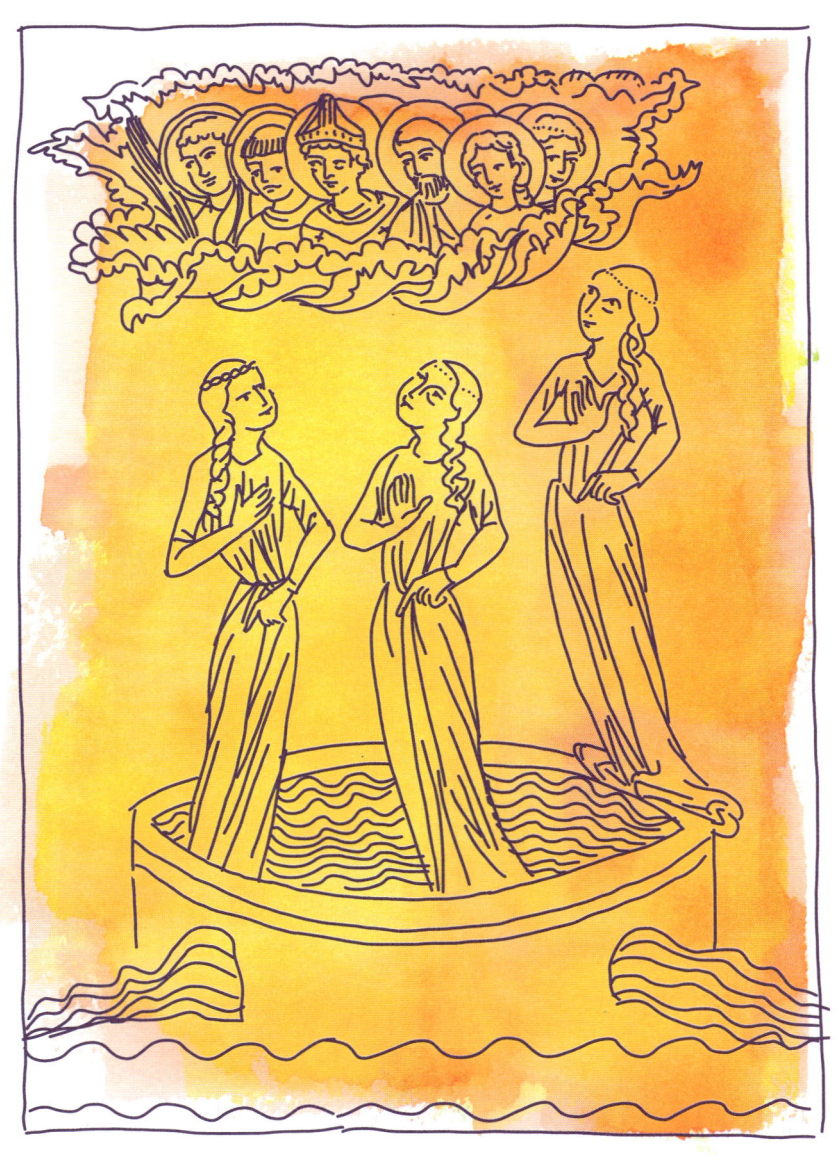

»DER BRUNNEN DES LEBENS«

Fastentage
»Wohin mein Herz mich führt ...«

NEUN-TAGE-FASTENPLAN
Erster bis dritter Tag: Entlastungstage

MORGENS	**MITTAGS**	**ABEND S**
Dinkelmüsli (warm) mit Zimt, Galgant, Bertram, Quendel, evtl. Apfel, Mandeln/Rosinen/Aronia Optional 1 Scheibe Dinkelbrot gut eingespeichelt, langsam essen 2 TL Flohsamen in Wasser oder Naturjoghurt 6 Minuten quellen lassen; dazu viel trinken (0,75l) Fencheltee, Kräutertee oder Getreidekaffee Trockenbürsten, Gymnastik, Duschen 1 Tropfen Lorbeeröl oder Rosmarinöl in Duschgel oder Körperlotion	Dinkelgericht mit Gemüse oder/und grüner Salat (Endivie, Blattsalate, Feldsalat) mit gekochten Dinkelkörnern Äpfel zwischendurch, gerne auch gedünstet Fenchel-/Kräutertee Spaziergang RUHEZEIT Leberwickel, sehr wirksam zwischen 13.00 und 15.00 Uhr, doch später auch noch gut → *Anleitung S. 85* Wasser trinken und evtl. Dinkelkaffee und Dinkelkeks	Dinkelgericht mit Gemüse Wurzelgemüse oder Kürbis sehr vorteilhaft für den Abend: Flädlesuppe oder Dinkelgrießklößchensuppe Fencheltee, Wasser, evtl. warmer Quittensaft oder Gelöschter Wein, um zur Ruhe zu kommen Bis 19.00 Uhr: 2 Liter Flüssigkeit getrunken? meditative Besinnung Lavendelöl in Badeöl oder Duftlampe

Vierter bis siebter/achter Tag: Suppentage

MORGENS
Ingwerwurzel frisch gerieben und aufgebrüht,
Bärwurz-Gewürzmischung im Birnbrei oder Quittenmus: 2 TL von dieser Mischung essen
2 Fenchel-Galgant-Tabletten
2 cl (1 Schnapsglas) Herz-Petersilienwein
Trockenbürsten, Gymnastik, Duschen
Rosmarinöl in Duschgel oder Körperlotion
Einlauf mit Kamille/Wasser
warmer Schafgarbentee

MITTAGS
Fastensuppe mit Gemüse und Gewürzen
Fencheltee
Leberwickel, 13–15 Uhr oder später auch möglich
2 Fenchel-Galgant-Tabletten
Spaziergang
Petersilienwein 16–17 Uhr
evtl. Senfmehl-Fußbad, wenn's kalt ist, auch möglich am Abend

ABENDS
Fastensuppe
Fencheltee
meditative Besinnung
Lavendelöl in Badeöl oder Duftlampe
2 TL Birnbrei/Quittenmus vor der Bettruhe; kleine Tagesrückschau, Achtsamkeitsübung (Gebet der liebenden Aufmerksamkeit)
→ 9. Weg, S. 144.

Fastenbrechen und Neubeginn zum Essen und Genießen
Neunter Tag und weitere Tage: Aufbautage

MORGENS	MITTAGS	ABENDS
Ingwertee (wärmend) Fastenbrechen: Bratapfel, Dinkelporridge mit Flohsamen oder 2 TL Flohsamen in Naturjoghurt Fencheltee oder Getreidekaffee Trockenbürsten, Gymnastik, Duschen Rosmarinöl in Duschgel oder Körperlotion Einlauf jeden Tag oder jeden 2. Tag	Dinkelgericht mit Gemüse und Gewürzen oder grüner Salat mit gekochten Dinkelkörnern Fencheltee Leberwickel, 13.00-15.00 oder später Petersilienwein Spaziergang Senfmehl-Fußbad 4 Fenchel-Galgant-Tabletten	Dinkelgericht mit Gemüse und Gewürzen Fencheltee meditative Besinnung Lavendelöl in Badeöl oder Duftlampe evtl. 2 TL Birnbrei/ Quittenmus vor der Bettruhe kleine Tagesrückschau, Achtsamkeitsübung (Gebet der liebenden Aufmerksamkeit) ➜ 9. Weg, S. 144.

Weitere Heilmittel sind Lebensmittel, die wir unterschiedlich in den Tagesablauf einfließen lassen können:

➜ Siehe 2. Weg, S. 33–37   ➜ Siehe 4. Weg, S. 58–61.

Die Edelkastanie: Maroni-Honig

Hildegard schätzt die Edelkastanie als Wärmespenderin für den Winter und als Lieferantin von wichtigen Vitaminen (E, C, alle B-Vitamine sowie Provitamin A) und Spurenelementen. Für die Reinigung der Leber empfiehlt sie:

MARONIHONIG

250 g Bienenhonig langsam erwärmen und mit 80–100 g Edelkastanienmehl (oder zerkleinerten gekochten Edelkastanien) gut verrühren. Im Kühlschrank aufbewahren. Je nach Bedarf einen Teelöffel Maronihonig morgens nüchtern oder/und abends vor dem Schlafengehen einnehmen. Kann auch gut als Kur 28 Tage lang eingenommen werden, um unsere »gute Stimmung« zu unterstützen.

Edelkastanienhonig kann als Brotaufstrich oder zum Süßen von Müsli etc. verwendet werden; manche mögen ihn auch pur. Er ist wunderbar für Menschen, die zu Angst, Stress, Depression oder Aggressionen neigen.

Der Kastanienbaum ist sehr warm und hat aufgrund seiner Wärme eine große Lebenskraft, da er das rechte Maß, die goldene Mitte symbolisiert, und alles, was in ihm ist, und auch seine Frucht ist nützlich gegen jede Schwäche, die im Menschen ist.[35]

Petersilien-Herzwein

Dreimal täglich Freude während der Fastentage ist der Petersilien-Herzwein, den sie leicht selbst zubereiten können:

10 Stängel frische Petersilie, 2 EL Weinessig, 80–150 g Honig,
1 l Kabinettwein (rot hat meist weniger Säure)
Die Petersilie und der Wein werden 5 Minuten lang aufgekocht, anschließend gibt man Honig und Weinessig hinzu und kocht noch mal 5 Minuten weiter.
Es muss gekocht werden, denn nur in der Siedehitze entsteht aus der Petersilie und dem Honig die wirksame Herzglykosidverbindung. Bei Diabetikern nimmt man nur 80 g Honig pro Liter. Der Herzwein wird abgeschäumt, gesiebt und in sterile

Flaschen abgefüllt, für längere Zeit möglichst im Kühlschrank aufbewahren.
Dreimal täglich ½ bis 1 Likörglas nach dem Essen trinken.

Die Mariendistel

Die Mariendistel (*sybillum marianum*) gilt als Schutzengel für die Leber. Beheimatet ist die grün-weiße Schönheit mit spitzen Stacheln am Blattende vor allem im Mittelmeerraum. Hildegard beschreibt bereits im 12. Jahrhundert die Wirkweise der Mariendistel:

Sie hat Kälte in sich, die vom Tau ist, und sie ist sehr nützlich. Wenn jemand ein Stechen im Herzen oder anderswo hat, dann nehme er von ihr und gebe etwas Salbei dazu und mache mit Wasser einen Saft, und er trinke sofort davon, wenn die Schmerzen beginnen, und es wird ihm besser gehen.[36]

Hildegard nutzt *Mariendisteltee oder -aufguss*, um die Blutgefäße zu entkrampfen und so eine schnelle Linderung der Schmerzen im Herzen oder im Körper herbeizuführen. Für eine Reinigung der Blutgefäße (und eine Förderung der Lebergesundheit) empfiehlt es sich, täglich 2–3 Tassen Tee zu trinken: Teemischung 2/3 Mariendistelkraut und 1/3 getrockneter Salbei, 1 TL pro Teetasse. Eine leckere und aufmunternde Teemischung entsteht, wenn noch Ysopkraut und Süßholz beigemischt werden. Für den Schutz der Leber und für ihren großen Dienst ist schon ein kleiner Anteil von *Mariendistelöl* kaltgepresst in Salat oder Quark etc. ein großer Gewinn in der gesundheitsbewussten Ernährung. *Mariendistel-Urtinktur* (erhältlich in der Apotheke) hilft, wenn man müde ist oder schwere Beine hat, auch bei leichten Krampfadern (mindestens zweimal täglich liebevoll einmassieren).

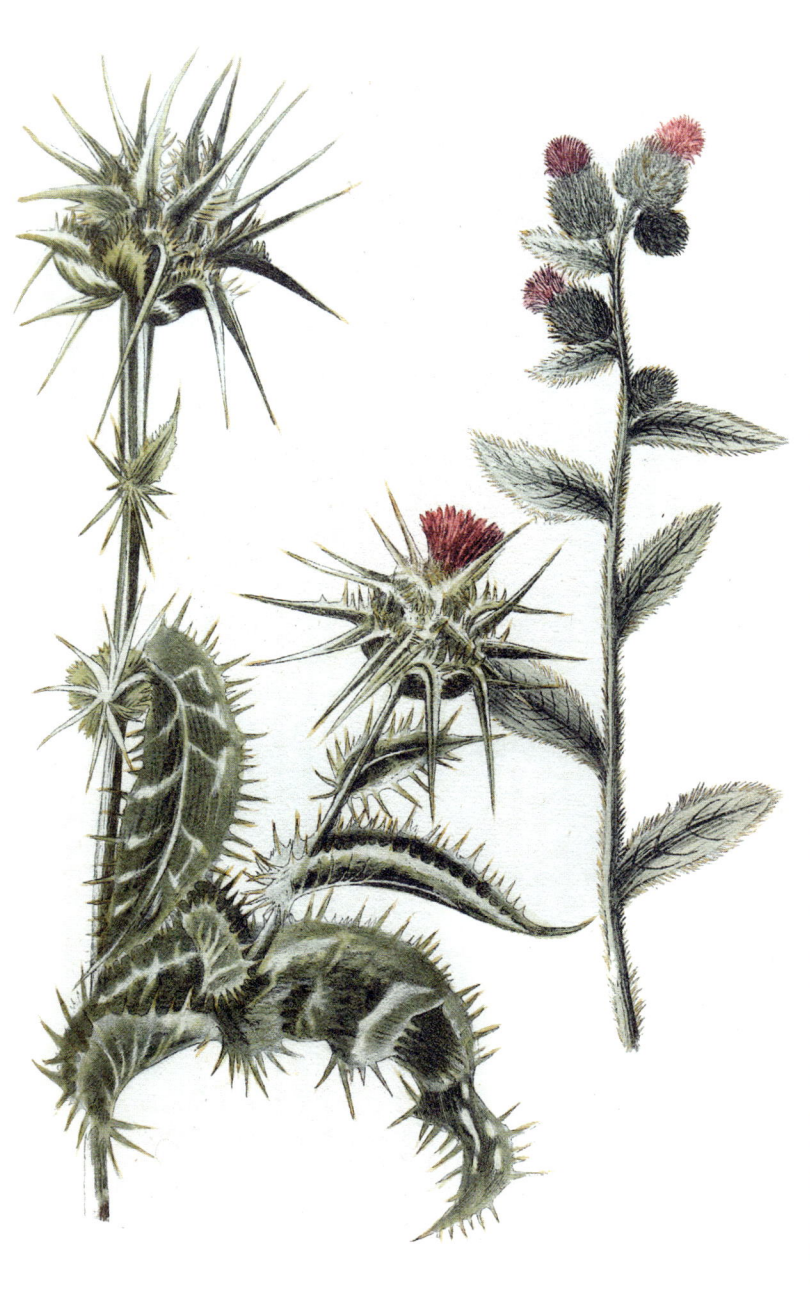

Sellerie

Im Kräuterpaket für meinen Kurs »*Wohin mein Herz mich führt*« sind etwa 15 Kräuter und Heilmittel enthalten, die während dieser Intensivzeit wegen ihrer unterschiedlichen Wirkungen eingesetzt werden.

→ *Zu den Terminen meiner Kurse siehe meine Website: www.annetteheizmann.de*

Ein weiteres Mittel für eine gute Verdauung und eine natürliche Säure-Basen-Balance (auch bei Gichtschmerzen) stelle ich hier vor: das Selleriemischpulver.

Das *Selleriemischpulver* enthält Selleriesamen (oft verträglich auch bei allergischer Reaktion auf Sellerieknolle), Rautepulver, Muskatnuss, Gewürznelke und Steinbrech in pulverisierter Form, so wie beschrieben in Hildegards Schrift »Heilsame Schöpfung« (*Physika*) in entsprechenden Anteilen. Wir sollen von diesem Pulver »*nüchtern als auch nach dem Essen nehmen, weil das ein hervorragendes Mittel gegen Gicht ist*«.[37] Durchaus vorbeugend kann das Selleriemischpulver wirken, deshalb empfehle ich 2 Prisen vor und nach jedem Essen.

Fastenkurs

In der Gruppe zu fasten hat viele Facetten, über die ich einige Teilnehmer*innen sprechen lasse:

»Tolle Gemeinschaft, in der ich mich gestärkt fühlte und zu Themen öffnen konnte, die unter die Haut gehen ...«

»Ich habe neue Gewürze und Kräuter kennengelernt, mit denen ich weiter kochen werde ...«

»... nicht nur der Körper, auch die Seele hat zum Wesentlichen zurückgefunden, ich fühle meine Mitte wieder ...«

»Ich bin neugierig, was Hildegard von Bingen noch hinterlassen hat an Botschaften, und werde mich mit ihr näher beschäftigen ...«

»Ich fühle mich leichter und bin gestärkt für den Alltag!«

»Meine Schmerzen in den Gelenken sind ganz weg – welch eine Entlastung und wie gut, solche Wege zu kennen!«

Bei der 9- bis 15-tägigen Intensivkur, die nach Hildegard von Bingen kreiert wurde, können sich die meisten Organe regenerieren. Gewürze und Heilkräuteressenzen, die wir mitkochen, nehmen dabei eine wesentliche Rolle ein.

> **Wie viel Zeit nehme ich mir für die Zubereitung einer Mahlzeit heute? Welche Gewürze stehen mir zur Verfügung?**
> **Galgant, Bertram, Quendel, Ysop? Diese Kochgewürzmischung kann täglich in Suppe, Gemüse oder Soße (pro Portion: eine Prise) mitgekocht werden.**
> **Gibt es einen Dinkel-Anteil in meinem Gericht? Dinkelnudeln, Dinkelreis, Dinkelgrieß, Dinkelmehl 630 (z. B. in Pfannkuchen oder Dinnede).**
> **Welche Frohmacher-Gewürze habe ich vorrätig? Grüne Fenchelsamen, Kubeben-Pfeffer, Zimt, Ingwer, Muskat, Petersilienhonig-Wein, Selleriemischpulver?**
> **Welche Lebensmittel regen zur Freude an? Zum Beispiel Edelkastanien in jeder Form (am leckersten sind Edelkastanien-Flocken!), Flohsamen.**

Beliebte Gerichte zum Starten in die Entlastungstage sind:

Pfannkuchen, Dinkel-Gemüse-Risotto, Dinkelwaffeln mit Quittenmus.

Für die Suppentage empfehle ich Fenchelcremesuppe, Hokkaido-Kürbis-Suppe, Kastanien-Suppe mit Rosmarin, Spinat-Kurkuma-Suppe, Pastinaken-Apfel-Suppe.

Für die Aufbautage sind Dinkelbratlinge mit Kräutersoße und Hühnersuppe mit viel Ysop sowie ein Bratapfel eine große Freude, mit der wir neu beginnen.

Bratapfel-Freude

Freude haben alle beim Genuss des Bratapfels, den Hildegard nach einer Kur empfiehlt, um die Geschmacksknospen und unsere positiven Gefühle wieder in Fluss zu bringen. Kleiner Hinweis: Da essen Familie, Freunde und Nachbarn gerne mit!

»Ein Apfel am Tag erspart den Arzt«, sagt ein Sprichwort. *Benedikt*, der Ordensvater der Benediktinermönche und -nonnen, hat angeordnet, dass jeder seiner Mönche täglich einen Apfel auf den Tisch bekommt. Wann hast du zum letzten Mal einen Apfel gebraten oder zubereitet?

Hildegard empfiehlt Gesunden den Apfel auch roh, Kranken dagegen lieber gekocht oder gebraten. Sie schreibt über den Apfelbaum:

Die Frucht des Apfelbaumes ist zart und leicht verdaulich und schadet roh keinem Gesunden. Denn die Äpfel wachsen und erquicken sich am Tau der Nacht vom ersten Schlaf bis fast vor Tagesanbruch. Deshalb sind sie roh für die Gesunden gut zu essen, weil sie aus starkem Tau gekocht sind. Kränklichen aber schaden rohe Äpfel etwas, weil diese eben schwächlich sind. Gekocht und gebraten sind sie gut für Starke und Kranke. Wenn die Äpfel alt und runzelig geworden sind, also im Winter, können Gesunde und Kranke sie gut roh essen. [38]

Als Nachtisch ist der Apfel variantenreich: Apfelmus mit frischer Zimtschlagsahne, Apfelstrudel hausgemacht oder getrocknete Apfelringe. Ich liebe die alten Apfelsorten, aus denen sich auch herrlich einfach Kuchen zubereiten lassen, wie Boskop und die bei uns bekannten »Schafsnasen«. Äpfel sind auch gut als Beigabe im Rohkost-Fenchel-Salat oder gerieben im Krautsalat. Einfach köstlich!

Ich persönlich freue mich jedes Jahr auf den Bratapfel, nach dem Herbstfasten und zur Winterzeit. Gefüllt mit Mandeln,

Habermus, Rosinen, Honig, Zimt und Hildegard-Gewürzen ist er eine gesunde Gaumenfreude.

ZUBEREITUNG DES BRATAPFELS
Kernhaus herausstechen oder -schneiden und Apfel mit einer Mischung aus Dinkelflocken, Mandelsplittern oder gehackten Mandeln füllen, diese mit viel Zimt, einer Prise Galgant und Fenchel, 2 Prisen Quendel, Bertram und Ysop würzen und mit Apfel oder Quittensaft sowie einem TL Honig süßen.
Mit Bratöl beträufeln und in einer gefetteten Auflaufform in den Backofen schieben.
Die Äpfel je nach Größe ca. 25–30 Minuten bei 180° C im Ofen backen, bis sie Risse bekommen und lecker aussehen (oder wenn es nur ein oder zwei kleine Bratäpfel sind, im Topf mit Deckel schmoren). Frohes Beisammensein und »Schmauen« (Genießen)!

Reinigung für Leib und Seele

Ergänzend zum Fasten empfiehlt Hildegard noch andere Ausleitungsverfahren, die üblich waren in ihrer Zeit, um die Organe zu unterstützen, zum Beispiel durch den »Aderlass« oder durch »Schröpfen«.[39] Ich selbst habe gute Erfahrungen mit dem Aderlass in der Praxis meines Arztes gemacht – zum richtigen Zeitpunkt, mit entsprechender Ernährung und bildschirmfreier Zeit. Hilfreich während der Ruhezeit ist auch ein »Leberwickel«, zum Beispiel mit Schafgarbenpulver oder einem Kalkoolith (Heilstein, bei Hildegard als »Margarita-Stein« bezeichnet).

KURZE ANLEITUNG FÜR EINEN LEBERWICKEL
Ich brauche ein kleines Frottiertuch, eine mit warmen Wasser gefüllten Wärmflasche, ein großes Handtuch, einen Ort zum Flachliegen und eine Decke zum Zudecken. Das Frottier-

tuch in sich drehen, zusammenklappen und die Mitte des Tuches mit warmen Wasser benetzen, dann Tuch ausklappen und flach unter den rechten Rippenbogen auflegen. Mit dem Handtuch und der Wärmflasche abdecken, und dann sich zudecken und 20 Minuten flachliegen. Dies hilft der Leber, bis zu vierzig Prozent mehr zu arbeiten (und sich dabei zu regenerieren), und erfrischt den Geist.

Während des Fastens ist eine Stunde Zeit am Tag für Ruhe, Meditation und Stille notwendig. Die Seele nimmt sich den Raum zum Fasten, den sie findet. Jede Form der Meditation und Entspannung hilft auch den Seelenkräften, sich zu regenerieren. Die Träume sind während dieser Intensivzeit wie ein Verdauungsorgan für die Seele. Meist unbewusst erlebte Ereignisse, sogar Traumata werden verarbeitet. Das Erzählen der Träume und ihre Erforschung in der Beratung oder der Gruppe bringt uns in alle Gefühlslagen und eröffnet der Träumerin wichtige Erkenntnisse. Hier wirkt eine Fastengruppe befreiend und tief durch das Mitgefühl, das alle teilen.

Fasten und jede weitere »Reinigung« sind bei Hildegard eine Gesundheitsmaßnahme, die uns hilft, die *discretio*, das rechte Maß in allen Dingen, wiederzufinden – und vor allem die Freude am Dasein.

6. Weg
Kraftorte erleben
»Du hast den Himmel und die Erde in dir!«

N – neu verbindet jeder Mensch Erde und Himmel mit seiner Haltung zum Leben. Kraftorte erzählen – zeitlos - dir heute davon.

Fällt dir spontan ein »Kraftort« ein? Diese Frage habe ich einer Frau gestellt und bekam die Antwort: »Nein!« Kraftorte sind so tief verwoben mit meinem eigenen Leben, dass ich diese Aussage kaum nachvollziehen konnte. Gibt es einen Ort in deiner Nähe, der dich auftanken lässt, ohne dass du dies näher begründen könntest? Für die Pilger*innen sind es Orte wie Chartres, Santiago de Compostela, Jerusalem, Tours, Lourdes und andere.

Die Tradition, Kraftorte aufzusuchen, geht bei Christ*innen weit zurück. Jesus hatte solche Orte: Da, wo er die Bergpredigt hielt, als er sich am See Genezareth zurückzog. Dort, wo er das Abendmahl vorbereiten ließ. Der Ölberg-Garten, in dem er betete.

Schauen wir in die Frühgeschichte der Menschheit, so waren es oft Höhlen oder Berge, die Menschen aller Völkern als Kraftorte aufsuchten. Oft wurden Kraftorte, die von den Kelten und Germanen auch für Rituale genutzt wurden, später zu heiligen Orten für Christen, indem ein Kloster oder eine Kirche dort errichtet wurde. Mit dem nötigen Respekt für das Vergangene war dies auch eine gute Basis und Kraftquelle. Schauen wir in das Leben von Hildegard und auf die Orte, die sie als kraftvoll beschreibt, so finden wir in ihrer Vita:

In meinem dritten Lebensjahr sah ich ein so großes Licht, dass meine Seele erbebte, doch wegen meiner Kindheit konnte ich mich nicht darüber äußern.[40]

Im Schöpfungsraum der Natur finden oft die ersten Lichterfahrungen und damit Gotteserfahrungen statt, darum ermuntere ich zum Weg in die Natur.

MIT DEINEM KRAFTORT AUF DU UND DU
Lass dein Herz den Weg finden: zu einem Ort, wo du Kraft schöpfen kannst. Ich empfehle, zuerst in die Natur zu gehen. Hier und jetzt. Von deinem Standort aus. Als Hilfestellung können dir die 99 Schritte dienen. Das heißt: Nach 99 Schritten nimmst du den Ort wahr, wo du gelandet bist. Und dann entscheidest du neu über die Richtung. Im Stehen, aufgerichtet zwischen Himmel und Erde, nimm wahr, ob dieser Ort eine Botschaft für dich hat. Versuche, zwischen Gedanken und innerer Wahrnehmung mit allen Sinnen nachzuspüren.
→ *Siehe in diesem Buch 3. Weg, S. 43–47.*
Hilfreich kann auch im Freien die Übung »Ich öffne mich dem Himmel« sein.
→ *Siehe in diesem Buch 1. Weg, S. 27.*
Ich möchte dich ermutigen: Speichere diese Erfahrung an einem Ort in deinem Körper. So nimmst du sie mit – überallhin.

Hildegards Orte

Hat Hildegard von Bingen bewusst Orte der Kraft erlebt und erfahren? Wo hat sie gelebt? Zuerst mit ihren Eltern, vermutlich in der Nähe von Bermersheim, dann auf dem Disibodenberg – zusammen mit *Jutta von Sponheim* – in einer Klause beim Benediktinerkloster der Mönche. Spannend ist, dass Hildegard sich mit dem Leben von zwei Menschen beschäftigt, mit deren Wirkungsorten ihr eigenes Leben verbunden ist: Sie schreibt ein Lebensbild des *hl. Disibod* (7. Jh.), der dem *Disibodenberg,* zwischen Odernheim an der Glan (Fluss) und Staudernheim gelegen, seinen Namen gab. Hier verbrachte Hildegard laut neuesten Forschungen mindestens 29 Jahre ihres Lebens.[41] Im zweiten Lebensbild – verknüpft mit einer Vision – beschreibt Hildegard das Leben des *hl. Rupert von Bingen* (8. Jh.) und seiner verwitweten Mutter, der *sel. Bertha.*[42] Auf dem *Rupertsberg* in Bingen war Hildegards zweite Heimat. Dort hat sie ihr Kloster erbaut, nachdem sie dieses in einer Vision gesehen hatte. Es wurde beständig erweitert und gab Kranken, Pilgern und Handelsreisenden aus aller Welt Herberge. Der Rupertsberg in Bingen, wo die Nahe (Fluss) in den Rhein (Strom) fließt, war ein strategisch wichtiger Rastplatz, wo Menschen Kenntnisse und Handelswaren sowie Dienstleistungen austauschten.

Beide Lebensorte verknüpfte Hildegard mit dem Leben der heiligen Ahnen, die vor ihr dort gewirkt und gelebt hatten. Disibod war ein irischer Mönch, der im siebten Jahrhundert mit seinen Schülern ins fränkische Reich kam. Sein Grab wurde bald eine Pilgerstätte. Rupert gilt als Patron der Pilger. Geboren als Fürstensohn, wurde er von seiner Mutter als Christ erzogen und starb bereits im Alter von zwanzig Jahren. Ihr Kloster Rupertsberg barg sein Grab bis ins 17. Jahrhundert.

Wie Menschen einen Ort prägen und kultivieren, scheint eine Auswirkung auf den Boden und die Beziehung zum Göttlichen zu haben. Dieses Kriterium führte meist dazu, dass spätestens die folgende Generation den Ort durch Symbole (Steinkreise wie in Irland oder den Bau einer Kirche, Kapelle, eines Klosters) kennzeichnete. Welche Vorstellung verknüpften die Menschen damit? Das Vertrauen, dass Gott dort erfahrbar ist? Das Wissen um die Ahnen, die bereits diesen Ort geprägt haben? Ob die spürbar schöpferische Kraft der Natur in der Ausstrahlung der Menschen und deren guten Taten eine Anziehungskraft ergaben, die an den Ort gebunden wurde?

Vermutlich sind von den Menschen damals das Kloster am Rupertsberg und zuvor die Klause am Disibodenberg – wo sie Beratung und Hilfe erfahren haben – als Kraftorte erlebt worden. Wie war dies für Hildegard selbst und ihre »Töchter«, wie sie die Mitschwestern liebevoll nennt? Ist das Kloster auch als Lebensort ein Kraftort? Waren Klöster und Gebetsorte solche Kraftorte, die als Pilgerorte und als Lebensorte den Menschen Heimat und tiefe Ruhe schenkten, einen Zustand, den Hildegard nennt: »*der die Seele symphonisch stimmt*«?

Beseelte Orte

Schauen wir auf die Beschreibungen Hildegards über Rupert von Bingen und den Mönch Disibod – die Heiligen ihrer Lebensorte – so fällt auf:

Sie beschreibt den Lebensvollzug der beiden und all ihre Eigenschaften sehr genau: als Menschen, von denen wir lernen können. Auch ihren familiären Hintergrund erwähnt sie.

Sie zeigt auf, dass sie durch ihre Menschlichkeit den göttlichen Segen für die Menschen sichtbar machten.

Sie erzählt, wie Menschen einen Ort wandeln und gestalten können, indem sie dem Geist der Weisheit und Liebe viel Macht lassen.

Hildegard weist aus meiner Sicht darauf hin, wie ein Mensch mit seinem Leben einen Ort beseelen kann und sich damit wie ein Heilmittel des Göttlichen zeigen darf. So lautet ihr Auftrag an ihre Schwestern:

So sollt ihr meine Töchter, an jenem Ort, den ihr erwählt habt, um dort für Gott zu kämpfen, in ganzer Hingabe und Beständigkeit wohnen, bis ihr dort den himmlischen Lohn erlangt.

Der Name Hildegard hat zwei Bestandteile:

»Hilde« bedeutet Kampf, Ort des Kampfes. Den Kampf zwischen Gut und Böse kannte Hildegard von Bingen sehr wohl und hat viel Energie für Kritik und Aufklärung eingesetzt.

»Gard« bedeutet Schutz. Den Schutz der Schwestern, auch vor den Machtallüren der kirchlichen und weltlichen Würdenträger, hat Hildegard klug erkämpft.

→ *Siehe in diesem Buch den Lebensweg Hildegards, S. 157–162.*

Die Schwestern, die sich für diesen Lebensort entschieden hatten, haben das Wissen Hildegards kultiviert. Die Kirche als Gotteshaus und Gebetsort sowie als »Klangraum« wurde durch das Stundengebet zu einem Kraftort, der heilend wirken konnte. Auch im Konfliktfall gab es für alle in der Kirche einen Zufluchtsort.

Die Schwestern haben auch einen Garten angelegt und einen Weinberg.

Kraftort Garten

Das Abbild der kosmischen Natur ist für Hildegard der Garten, in dem jede Pflanze sich ihren Platz wählt oder bekommt.

So schreibt Hildegard im »Buch der Lebensverdienste« (*Liber vitae meritorum*). An allen Lebensorten Hildegards finden wir einen Garten.

»Die Kräuter bieten mit ihren Blüten anderen Kräutern ihren Duft an, und ein Stein gibt dem anderen seine Feuchtigkeit.«[43]

> **Wie weit ist es für mich bis zum nächsten Garten?**
> **Wo ist der nächste für alle zugängliche Kräutergarten?**
> **Welche Möglichkeiten habe ich, selbst eine Lieblingspflanze wachsen zu sehen (zum Beispiel auch im Topf)?**
> **Gibt es die Initiative Urban Gardening in meiner Stadt?**

Hildegard geht davon aus, dass Pflanzen uns Kraftorte zeigen können. Finden wir diese in einer Staudengärtnerei oder im Gewürzregal oder der Hausapotheke? Hildegard hat durch die Lebendigkeit der Pflanzen einen Zugang zu den Heilmitteln. So kann es sehr heilsam sein, sich mit dieser Lebendigkeit zu umgeben. Allein den Blick auf das grüne Gras bezeichnet sie als heilsam und aktivierend. Derweil kann der Kontakt zur Erde sehr wichtig sein, indem wir sitzend ausruhen oder mit unseren Sinnen eine grüne Wiese im Liegen erleben. Das Essen von Petersilie und grünen Kräutern wie Basilikum ist appetitanregend und ermuntert, erneut auf die Grünkraft zu vertrauen.

> **Wo nähre ich mich mit Grünkraft – zu Hause, am Arbeitsplatz, an meinem Wohnort?**
> **Verwende ich frische Kräuter, die auf der Fensterbank Platz fanden?**

Die frische grüne Kraft aus Heilkräutern – wie zum Beispiel Bohnenkraut, Ysop, Thymian und Liebstöckel – verwendet Hildegard bewusst, um die Vitalität und Lebendigkeit des Körpers zu stärken. Sie ist davon überzeugt, dass die Grünkraft im Menschen direkt mit der göttlichen Schöpfer-Kraft verbunden ist. Körper, Geist und Seele werden durch die Erfahrung dieser grünen Kraft erfrischt. Sie ist Grund zur Freude und zum Lob an die Schöpferkraft.

→ *Siehe in diesem Buch 7. Weg, S. 104–106; 117–122.*

Kraftort Weinberg

Kraftorte sind Wandel-Orte: Schauen wir heute auf die Landschaft des Rheingaus, wo Hildegard gelebt hat, dann umgibt das Kloster in Eibingen (zweite Klostergründung, neu errichtet 1900) vor allem eine Pflanze: Wein!

Schauen wir in die Bibel, wie oft dort der Wein und der Weinberg vorkommen, so sehen wir, wie wesentlich der Wein als Pflanze, der Weinberg als Sinnbild des Lebens und die Trauben – deren köstlicher Saft zu Wein wird – für die Menschen gewesen sein müssen. Jesus vergleicht sogar sich selbst mit dem Weinstock. Als Christen teilen wir Brot und Wein, um an die Erlösung erinnert zu werden und Wandlung zu erfahren.

Laut Hildegards Schrift »Heilsame Schöpfung« *(Physika)* hat der Weinstock die tiefste Wurzel, die bis zum Grundwasser reicht und so an die tiefsten Nährstoffquellen gelangt.[44] Er wächst erst, seit die Erde »*durch die Sintflut durchfeuchtet wurde*«.

Am Beispiel des Weinstocks und der Reben werden Vitalität und Wachstum gemessen. Im Winter ist der Weinstock trocken, »*er ist Holz, das sich der Erde entwindet und gleicht eher den Bäumen*«, und erst im Frühjahr tritt beim ersten Schnitt der Lebenssaft hervor: »*die ersten Tropfen*«, die Hildegard zur Klärung der Augen empfiehlt (einfache Rebtropfen). Diesen Rebtropfen sollen wir bei Kopf- und Ohrenschmerzen Olivenöl beifügen (zweimal so viel) und einreiben (ölige Rebtropfen), »*und es wird dir besser gehen*«. Das können ich sowie viele Kursteilnehmer*innen bestätigen.

Hildegard empiehlt etliche Weinzubereitungen mit Heilkräutern und Gewürzen, die neue Kraft schenken, wie beispielsweise Petersilien-Herzwein; Wermut-Wein; Wasserlinsen-Wein; Hirschzungen-Wein; Veilchen-Wein; den Gelöschten Wein.

➜ *Siehe dazu in diesem Buch 3. Weg, S. 54.*

Die Tradition des Weinbaus wird oberhalb der Pfarrkirche von Eibingen weiter gepflegt, und die Klosterfrau *Schwester Thekla*, eine Önologin (Weinkundlerin), leitet die Mitarbeiter*innen im Weinberg an und keltert den Wein. Seit zwei Jahren erlebe ich beim Weingut Aufricht am Bodensee, wie prägend der Weinberg als Ort, der gepflegt und gehegt wird, auf das Leben der Menschen wirkt. Wie anziehend ist ein Weingut als schöpferischer und kraftvoller Ort, an dem Wein gekeltert wird, der Freude macht und Gemeinschaftserlebnisse schenkt!

Wein trägt laut Hildegard bereits die Wandelkraft in sich und hilft uns Menschen so, Wandelzeiten leichter anzunehmen – natürlich im rechten Maß genossen, gemäß Hildegards Lebenshaltung der *discretio*, des Maßhaltens.

Kraftorte am Wasser

Kraftorte haben einen Bezug zu allen Elementen der schöpferischen Kraft Gottes: Wasser, Erde, Luft und Feuer. Alle diese Elemente beschreibt Hildegard in ihrer Schrift »Heilsame Schöpfung« (*Physika*). Oft haben die Kraftorte einen Bezug zu einer Quelle, einem Brunnen, einem Fluss.

Hildegards Lebensorte liegen an Flüssen – erst Glan am Disibodenberg, dann Nahe und Rhein für den Rupertsberg und Vater Rhein für Eibingen. Erste Predigtreisen gehen auch entlang des Rheins ... später auch entlang der anderen Flüsse. Fruchtbar waren die Orte an den Flüssen und Strömen – besonders am Rhein.

[Vater Rhein] ergießt sich vom Meer in starker Strömung und deshalb ist er klar. Er fließt durch sandige Erde ... und deshalb finden sich darin Bodenschätze.[46]

Im Fluss Rhein ist heute noch Gold zu finden. Im Rhein geschürftes Gold, winzige Kugeln, ist in seiner Qualität klar zu erkennen, auch für einen Laien. An anderen Orten gefördertes Gold enthält durch die Art des Abbaus viele Giftstoffe und kann daher nicht als »grünes Gold« bezeichnet werden.

Das Kloster am Rupertsberg lag genau dort, wo Nahe und Rhein zusammenfließen. Eine besondere Fruchtbarkeit ist dort zu beobachten, wo Flüsse zusammenkommen oder der Fluss ins Meer fließt. Besonders dort, wo ein Fluss ins Meer mündet oder zwei Flüsse zusammenfließen, können wir Kraft schöpfen, ohne uns anzustrengen – einfach indem wir beobachten, indem wir da sind.

Kraftort Wald

Kraftort Wald: Dort haben wir alle Zugang, ohne Eintritt zu bezahlen. Doch Achtsamkeit und Wertschätzung werden gebraucht und vor allem: Zeit, um sie im Wald zu verbringen. Im Wald tanken wir für unser Immunsystem *Terpene* (chemische Verbindungen, die nach dem Baumharz *Terpentin* benannt sind) durch das Einatmen der »harzdurchtränkten Luft«.

Im Wald finden wir Wildkräuter wie Knoblauchrauke, Ahorn und Birkenblätter für den Salat; Lindenknospen, die wie eine innere Einreibung wirken, und viele Wildpflanzen, die wir zu den verschiedenen Jahreszeiten mit in unseren Speiseplan einbeziehen können. Ist dies die artgerechte Ernährung für uns Menschen? Im Speiseplan Hildegards finden wir Wild, weil diese Tiere Kräuter essen, die wir Menschen selbst im Wald nicht einmal sehen würden.

Hildegard lebte auf dem Disibodenberg sehr nah an den Wäldern und schöpfte Kraft aus der heilsamen Schöpfung. Verschiedene Publikationen der letzten Zeit haben wieder darauf hingewiesen, wie gesund Bäume und ihre Nähe für uns sind.

Umarme einen Baum auf dem Disibodenberg oder in deiner Nähe!

Der Disibodenberg (bei Bad Kreuznach) ist ein viel besuchter Kraftort in Deutschland. Die Bäume und die Natur haben den Ruinen eine andere Form gegeben, und jedes Mal bin ich erstaunt, wie viel ein Besuch auf diesem Berg mir an Kraft, Liebe und Einsicht schenkt. Die Anziehungskraft dieses Ortes ist so groß, dass es einen Halleluja-Ruf braucht, um die Mitreisenden an die Abfahrt des Busses zu erinnern.

Gestaltete Orte

Pilgern wir auf den Spuren Hildegard von Bingens an den Ursprungsorten, wo sie gelebt hat, so wird deutlich, was Hildegard uns an den Kraftorten Disibodenberg, geprägt vom hl. Disibod, und Rupertsberg, geprägt vom hl. Rupert, aufgezeigt hat. Hildegard selbst hat mit ihrer Liebe Orte gestaltet und mit ihrem Geist geprägt. Besonders spürbar ist dies für mich heute in der Wallfahrtskirche in Eibingen, der ehemaligen Klosterkirche von Hildegards zweitem Kloster, das sie aus einem alten Augustiner-Chorherrenstift für Mädchen aus dem Bauernstand gründete.

In der Pfarrkirche sehen wir im Altarraum den Schrein der hl. Hildegard, golden und mit wertvollen Edelsteinen verziert, die uns Hildegard als Erste beschrieben hat.

Schwester *Hiltrud Gutjahr* ist seit siebzehn Jahren die »Hüterin des Schreines« und Seelsorgerin für die Wallfahrt. Mit Musik begrüßt sie die angemeldeten Pilgerinnen und Pilger und sagt allen: »Schön, dass Sie gekommen und jetzt hier sind!« Glaubhaft kann Schwester Hiltrud vermitteln: »Hier am Schrein können viele Menschen eine Kraft spüren. Sich selbst spüren und auch die Verbindung zu Gott.«

»Da geht es um echte Beziehung« ist das, was Schwester Hiltrud vermittelt. Sie führt wunderbar in das Geheimnis Gottes hinein, so dass Menschen berührt und bewegt die Begegnung mit dem Schrein wagen.

Für mich persönlich war die erste Begegnung mit dem Schrein der sterblichen Überreste Hildegards sehr befremdlich, mit »Reliquien« wollte ich meinen Glauben nicht gerade verbinden! Aber in der Begegnung, im Berühren des Schreins traf mich folgende Botschaft: »Tritt heraus aus der Nische und zeige dich!« Anstatt diesen innerlich verspürten Satz analytisch zu ergründen, bin ich mit ihm Wege gegangen. Sehr bewusst bin ich mit ihm in unser Haus gegangen, in die Pfarrkirche, zu meiner Arbeitsstelle, in die Schule – mit der Beobachtung, wie ich mich zeige. Neu war dabei die Wahrnehmung, gesehen zu werden und meine Stärken und Schwächen deutlicher wahrzunehmen.

Kraftorte in der Natur, in denen ich mich zumeist alleine erholen und regenerieren kann, gibt es mehrere. Aber die Erfahrung, dass Alltagsorte mit einer Botschaft auch Kraftorte sein können, hat mir eine neue Sichtweise ermöglicht. Die Einsicht, dass die göttliche Kraft überall wirken kann, wo ich sie bewusst einlade und mich auf den Wandel einlasse, veränderte meine Definition von Kraftort.

Kraftorte unterstützen unsere Seelenkräfte und tragen zur Reinigung auf allen Ebenen bei. Die Seelenkräfte können wir mit Musik, Wörtern und Liedern nähren. So hat Hildegard Gedichte und Kompositionen geschaffen, die ihre Erfahrung in verdichteter Form darstellen:

O wie wunderbar ist das Vorherwissen des göttlichen Herzens, das vorherwusste alle Kreatur. Denn als Gott das Gesicht des Menschen ansah, den er geformt hatte, erblickte er all seine Werke heil und ganz in dieser Gestalt des Menschen. O wie wunderbar ist der Hauch, der den Menschen so erweckte. [47]

Musik gehört laut Hildegard in den Erfahrungsraum, der ewig ist. Wird ein Ort, wo diese Musik gespielt und gesungen wird, zum Ort des Friedens und der Einheit? Ein »beseelter«, heilsamer Ort?

→ *Siehe Symphonie Céleste: Hildegard von Bingen (1098–1179) et Djâlâl ad-Dîn Rûmî (1207–1273)*
https://www.youtube.com/watch?v=KThvgLjVgQM
https://www.youtube.com/watch?v=EplU2MEGuiw

Kraftorte suchen und finden

Falls du die Gelegenheit hast, den Rupertsberger Keller, den letzten besuchbaren Ort des Rupertsberger Klosters, in Bingen zu besuchen, so empfehle ich Folgendes:

Geh in Stille hinein und lass die Steine zu dir sprechen. Bitte, soweit es geht, um Stille. Falls Worte oder Bilder auftauchen, schreib sie auf. Als weiteren Weg bitte die »Hüter*in« des Kellers an diesem Tag darum, ein Musikstück Hildegards über die Musikanlage zu spielen, und geh wieder durch die Räume. Welche Gefühle kommen, welche Worte und Bilder?

Der Rupertsberg war für Hildegard ein durch das Leben des heiligen Rupert gesegneter Ort. »Der Christ der Zukunft wird ein Mystiker sein, oder er wird nicht mehr sein«, sagte *Karl Rahner*. Ich glaube, so wird die Gotteserfahrung von Einzelnen und Gruppen uns zur Mystik des Christentums und hoffentlich in ein Weltethos führen, welches das Licht nährt oder, wie Hildegard sagt: »Die Helligkeit mehrt!« Lichterfahrungen werden in allen Religionen als Begegnungen mit Gott beschrieben.

→ *Siehe zu Lichterfahrungen in diesem Buch 7. Weg, S. 106–111.*

Gibt es für mich Orte, von denen eine solche Licht-Kraft ausgeht und wo diese neu gebündelt und mit den Sinnen erfahrbar wird – wie Hildegard es ausdrückt: »mit den inneren Ohren und den inneren Augen«.

Neu entdecke ich diese Dimension eines Ortes unterwegs in der Welt. Auf Reisen öffnen wir uns, spüren intensiver, können an einem Ort starke Energie erleben und Versöhnung bringen, wo Missbrauch und Unrecht geschehen ist. »Geben und empfangen« in einer seelisch-geistigen Form – bereits in der Bibel haben wir Orte, die als heilige Orte benannt werden: Orte, an denen Begegnungen stattfinden, die Kulturveränderung bewirkten wie die Begegnung von Jesus und der Frau (Ausländerin) aus Samaria am Brunnen (Die Bibel: Johannesevangelium, Kap 4). Oder die Himmelsleiter, die Jakob im Traum sieht (Die Bibel: 1. Buch Mose/Genesis, Kap. 28). Die Erfahrungen und Erzählungen von solchen Orten bringe ich in Verbindung mit dem Visionsbild Hildegards von den sieben Gotteskräften.

→ *Siehe Abbildung S. 100.*

Die Demut ist das stärkste Fundament alles Guten im Menschen.

Leider wurde »Demut« oft benutzt als Begriff, um, besonders in Frauen, das Gefühl zu erwecken, sich erniedrigen zu müssen, um von Gott gesehen zu werden. Schauen wir genauer auf das folgende Bild, so sehen wir, dass die Gestalt der Demut, oben rechts von Christus, *»auf ihrer Brust einen hellleuchtenden Spiegel trägt, in dem das Bild der fleischgewordener Klarheit erscheint ... In der Demut, die im Herzen des geweihten Tempels ist, leuchtete der Eingeborene Gottes in glückseliger und strahlender Erkenntnis auf, gütig, tief demütig, herrlich und stark in all seinen Werken, die er im Leib wirkte, in denen er sich besonders der Welt offenbarte.«*[48]

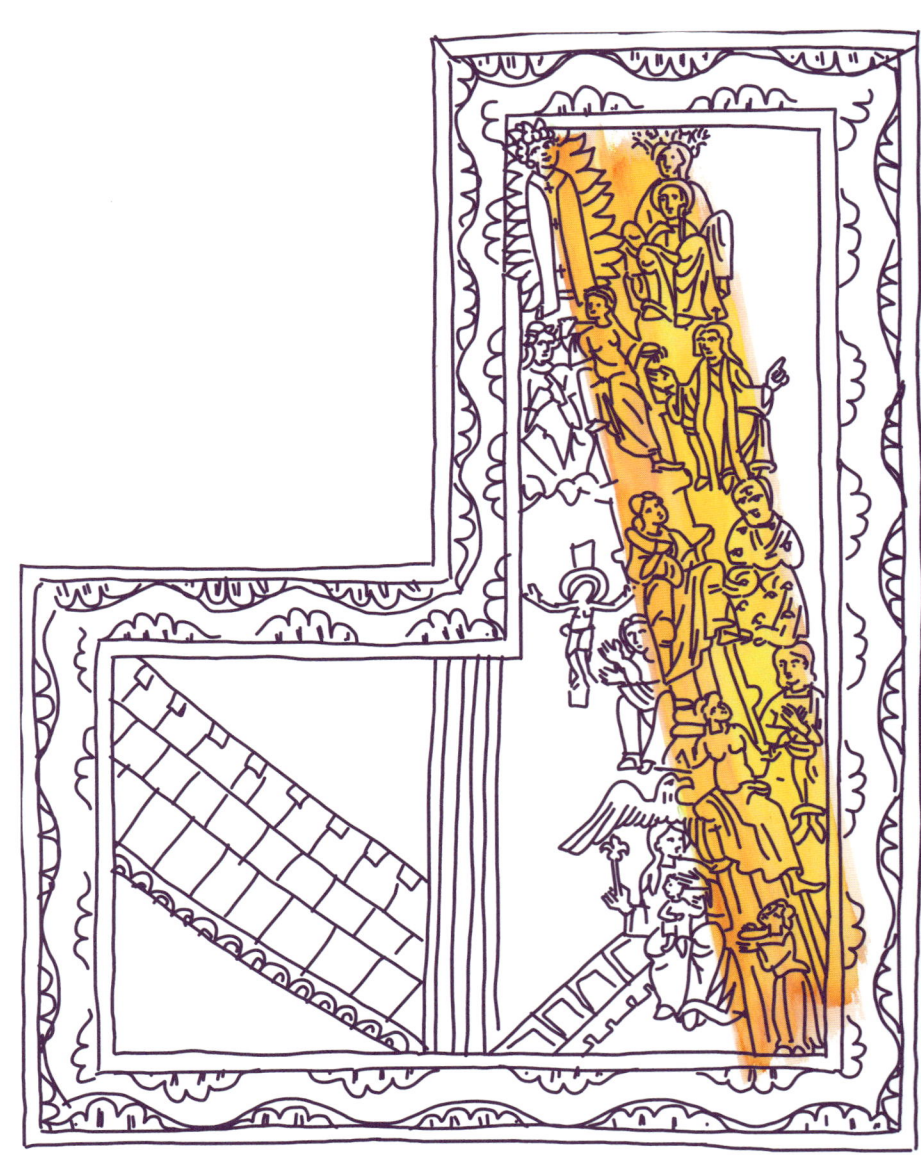

»DIE SÄULE
DER MENSCHHEIT
DES ERLÖSERS«

> Auf diesem Bild, »Die Säule der Menschheit des Erlösers« genannt, wandeln auffallend viele Frauengestalten hinauf und hinunter an der Säule mit Christus als »Höhepunkt«. »Es sind sieben Tugendkräfte, die den sieben Gaben des Heiligen Geistes entsprechen: Demut, Liebe, Furcht des Herrn, Gehorsam, Glaube, Hoffnung, Keuschheit. Sie sind verbunden mit dem Geist der Weisheit und Einsicht, des Rates und der Stärke, der Erkenntnis und der Frömmigkeit und dem Geist der Frucht des Herrn. Die Demut, rechts an der Spitze der Säule, tat zum ersten Mal den Sohn Gottes kund. Sie trägt eine goldene Krone, die auf die strahlende Menschwerdung des Erlösers hinweist mit drei herausragenden Zacken, die für die Dreifaltigkeit in der Einheit steht.«[49]

Was verkündet Hildegard damit? Schauen wir die Gestalt der Demut an und ihre Haltung: Die sollen wir verinnerlichen mit dem Spiegelbild Christus, der in der Demut, die in unserem Herzen zu Hause ist, wohnt. Christus wird durch *jeden Menschen*, jede Frau, jeden Mann und deren Werke, Tun und Lassen, in die Welt getragen. So können wir an vielen Orten Menschen begegnen, die Christus und diese demütige Liebe in sich tragen, die aufrichtet im Leben.[50]

Kraftorte, die wir in unserer Vorstellung und im Bild erleben, zeigen uns, dass wir mit unserem Seelenbewusstsein und unserem Geist an Orte gehen und um Kräfte bitten können, selbst wenn der Körper sehr schwach geworden ist und eine leibliche Reise an Kraftorte durch die körperlichen Beschwerden stark eingeschränkt ist.

Kraftort Körper des Menschen

Unser Körper ist das Zuhause, in dem der ständige Wandelprozess eines funktionierenden Organismus stattfindet. Manche Worte für diese Vorgänge machen dies bewusst, zum Beispiel das Wort »Stoffwechsel«.

Hildegard achtet und liebt ihren Körper und nimmt die Krankheiten zwar an, aber nicht in einer Opferhaltung. Trotz Krankheit und Beschwerden ist ihr ein langes Leben geschenkt, verglichen mit der durchschnittlichen Lebenserwartung im 12. Jahrhundert. Schönheit und Ästhetik spielen dabei eine wichtige Rolle. Bis ins hohe Alter trägt Hildegard am Sonntag weiße Kleider und trägt an Festtagen wie alle Schwestern einen Blumenkranz im offenen Haar.

Die Orte, die sie mit ihrem »Dasein« belebte, mit ihrer Klostergemeinschaft, mit ihren Predigten auf Reisen und mit ihren Briefen haben sicher eine Art »Speicherung«. Mich selbst beschäftigt die Frage, ob diese besondere Gegenwart durch den Geist der Menschen belebt werden muss, die diese Orte besuchen und in Achtsamkeit schätzen?

REISE ZUM INNEREN ORT DER KRAFT

Nimm dir etwa eine halbe Stunde Zeit. Mach es dir so bequem wie möglich, begib dich in eine Meditationshaltung oder lege dich flach hin, spür deinen Atem.
→ *Siehe in diesem Buch die Atem-Übung 3. Weg, S. 48–49.*
Stell dir einen Ort vor, an dem du dich wohl, geborgen und sicher fühlst. Dieser Ort kann ein konkreter Platz sein, oder du kannst ihn in deiner Fantasie erschaffen. Nimm dir Zeit, dort zu verweilen, und spüre, wo im Körper dieser heilsame Ort ist, welche Bilder vor deinem inneren Auge erscheinen, und dann komm wieder zurück ins Hier und Jetzt – im Wissen, dass du an diesen Ort in deinem Inneren jederzeit zurückkehren kannst.

7. Weg
Vital sein – mit Grünkraft und Licht
»Ihr seid das Salz der Erde. Ihr seid das Licht der Welt!«

> G – wie Grünkraft, die alles Lebendige durchflutet und Wegweiserin ist zu Lebenskraft in *garoz* (Ysop), *gauriz* (Gundelrebe), *gisgiaz* (Hagrose), *glackxa* (Dinkel), *gurizlaniz* (Hirschzunge) und *gurizama* (Schafgarbe).

O edelstes Grün, du wurzelst in der Sonne und leuchtest in strahlender Helle im Kreis, den keine irdische Stellung erfassen kann. Du bist umfangen von den Umarmungen göttlicher Geheimnisse. Du schimmerst wie das Morgenrot und brennst wie die Glut der Sonne. [51]

→ *Zum Folgendem siehe Abbildung S. 105.*

Hildegard hat eine sinnenfreudige Botschaft zu verkünden: Der lebendige Mensch auf der Darstellung oben rechts riecht an der weißen Blume, die das leuchtende Feuer, Gott, dem Menschen anbietet als Zeichen der Liebe.

→ *Siehe auch das Visionsbild 8. Weg, S. 132.*

Wendet der Mensch sich ab, so ergreift ihn das Geflecht der Laster, und Finsternis breitet sich aus – Tod. Diese Vision wird durch die kleinen und großen Sterne erhellt, die für Propheten und Heilige stehen, der größte Stern für Johannes den Täufer. In der Mitte befindet sich eine Luftkugel mit dem Sechs-Tage-Werk der Schöpfung Gottes. Am unteren Bildrand leuchtet im

Halbkreis die Morgenröte, das ist Maria, aus der Christus geboren wird, der die Schöpfung erhellt und erneuert. Das Bild fasst die gesamte christliche Heilserzählung des Alten und Neuen Testamentes zusammen, vom Schöpfungswerk bis zur Erlösung durch Jesus Christus.

> **Was geschieht, wenn der Schöpfergott dir einen Kuss gibt? Welch wunderbare Vorstellung ... Es ist ein Kuss, der Wachstum und Fruchtbarkeit initiiert, was Hildegard natürlich mit der Grünkraft ausdrückt.**

Grünkraft und Licht

Franz ist einer der besten Busfahrer, mit denen ich bisher unterwegs war. Schon morgens, egal bei welchem Wetter, weist er auf die Grünkraft hin, die gute Laune vermehrt. Je bewusster wir diese Grünkraft aufnehmen, desto mehr werden wir sie in unseren Zellen speichern.

GRÜNKRAFT AM MORGEN

Grünkraft am Morgen vertreibt Kummer und Sorgen: aufstehen und einen Blick auf die grüne Kraft der Pflanzen auf dem Balkon, im Garten werfen; mit einem frischen Atemzug, dem Öffnen des Fensters, einer Nase voll Kräuterduft den Tagesbeginn prägen. Wie stimuliere ich meine Sinne? Nimm dir sieben Minuten Zeit für eine Bewegung in Achtsamkeit!

→ Siehe auch die meditative Übung »Ich öffne mich dem Himmel« in diesem Buch 1. Weg, S. 27.

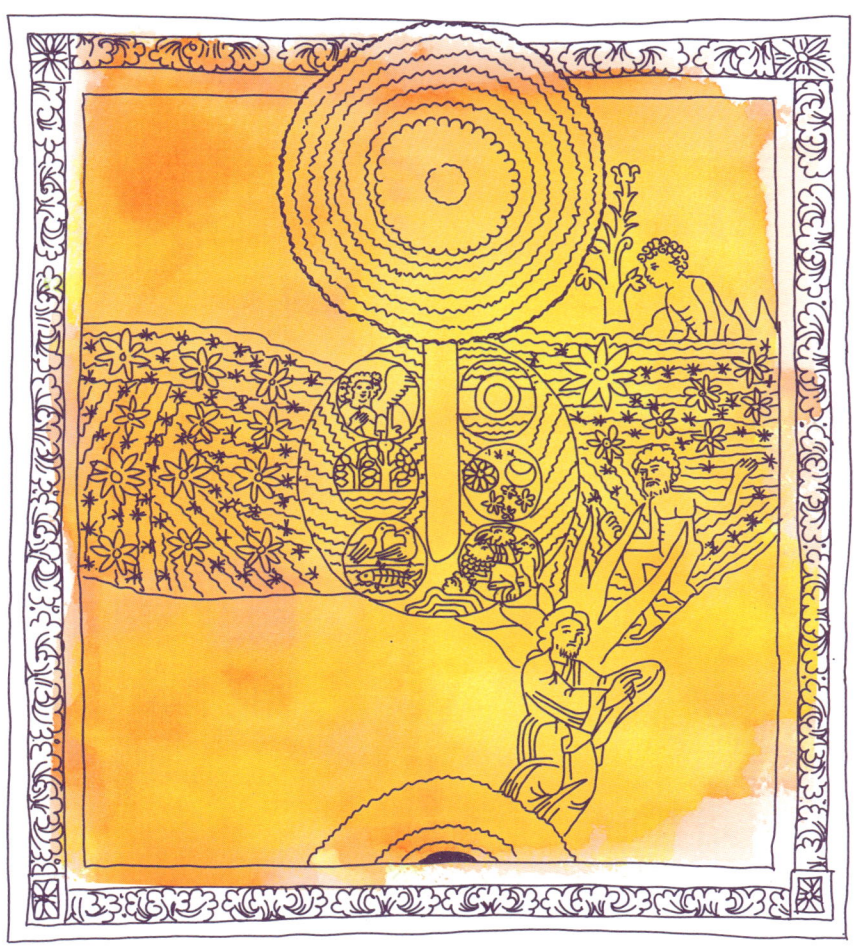

»DER ERLÖSER«

Wohin fällt dein Blick bei diesem Bild? Ist es der »riechende, staunende, der mit allen Sinnen die Grünkraft aufnehmende« Mensch? Sind es die Kreise oder die flammende Figur? Welche biblischen Geschichten sind mit diesem Visionsbild verwoben? Hören wir Hildegard selbst zu diesem Visionsbild reden: »*Der Schöpfer hat sein Geschöpf dadurch geschmückt, dass er ihm seine große Liebe schenkte. So ist alles Gehorchen der Kreatur nur ein Verlangen nach dem Kuss des Schöpfers. Und alle Kreatur empfängt den Kuss des Schöpfers, da Gott ihr alles schenkt, was sie braucht.*«

Licht am Morgen gibt es je nach Jahreszeit vielleicht noch nicht, dann kann ich ein Bild von Lichteinflüssen aufrufen, die ich in meinen Zellen gespeichert habe. Deshalb empfiehlt Hildegard, die grüne Wiese anzuschauen oder sich hineinzulegen, so oft wie möglich. Grünkraft ist oft ein Grund, warum wir im Frühjahr auf Reisen gehen, um früher als bei uns das Grün und die Blüten zu sehen und dadurch Freude zu erleben in der Schönheit und Erneuerung der Natur.

Beobachte, wie das Licht auf die Pflanze fällt, wie sie Photosynthese betreibt – was lässt uns das erahnen?

Eine Wiese im Wald hat mir bereits als Kind viel Kraft, Geborgenheit, Freiheit, Ruhe und Weite geschenkt. Dort im Gras zu liegen und auf den Himmel und die Baumgipfel zu schauen, hatte zu jeder Zeit meines Lebens etwas Bedeutsames. Obwohl es mich als Nomadin in die Welt zieht, bin ich aufgrund dieses Ortes gerne in meinen Heimatort zurückgekommen. Aus den Pflanzen, die an diesem Ort vorkommen, habe ich ein Smoothie-Rezept meines persönlichen Kraftortes komponiert.

KRAFTORT-SMOOTHIE
Smoothie-Rezept von meinem Kraftort: Gundelrebe, Zitronenmelisse, Brennnessel, Petersilie, Bohnenkraut, Hagrose, Himbeerblätter, Johanniskraut, Apfel, Pastinake, Schafgarbe, Weintraube, Süßholz oder Stevia.

Die Seele und das Licht

Lässt sich Licht speichern, im Körper, in der Seele und im Geist vermehren? Die Augen sind der Zugang zur Wahrnehmung von Licht, doch gespeichert wird das Licht in der Zelle. Vom Licht in der Seele sprechen die Mystiker und Mystikerinnen.

Wir können das Licht nicht machen, doch unseren Körper dafür öffnen oder davor schützen, wenn es zu viel wird.

Hildegard schreibt in einem langen Brief an den Mönch *Wibert von Gembloux* (der sich sehnlichst wünscht, ihr Sekretär zu werden und dies später auch wird) so etwas wie eine große Zusammenfassung über ihre »Lichterlebnisse«. Sie erzählt »von Kindheit an« bis ins hohe Alter (über 70) »*erfreue ich mich stets dieser Schau in meiner Seele*«, und dies »*mit offenen äußeren Augen, sodass ich dabei niemals den Erschöpfungszustand einer Ekstase erleide. Vielmehr sehe ich es wach, bei Tag und bei Nacht ... beständig werde ich von Krankheiten gelähmt und bin derart von großen Schmerzen gefesselt ... Doch hat Gott mich bis jetzt erhalten.*«

Das Licht, das ich also sehe, ist nicht räumlich, sondern viel strahlender als eine Wolke, die die Sonne trägt, und ich vermag seine Höhe, Länge und Breite nicht zu ermessen. Und es wird mir als der Schatten des Lebendigen Lichts bezeichnet. Und wie Sonne, Mond und Sterne im Wasser erscheinen, so strahlen Schriften, Worte, Tugenden und manche Werke der Menschen – in ihm dargestellt – für mich wider ... Was immer ich jedoch in dieser Schau gesehen oder erfahren haben mag, behalte ich lange Zeit im Gedächtnis, sodass ich mich erinnere ... Und ich sehe, höre und weiß es gleichzeitig und lerne gleichsam in einem Augenblick das, was ich weiß. Was ich aber nicht sehe, das weiß ich nicht, weil ich ungebildet bin ... Und ich spreche sie in ungefeiltem Latein aus, wie ich sie in der Schau höre. [52]

Wie eine Bestätigung klingt, dass Hildegard in »*ungefeiltem Latein spricht*«, nicht in ihrer Muttersprache, und die Worte so ausspricht, wie sie diese als Prophetin hört »*Es sind nicht die Worte, die aus Menschenmund ertönen, sondern wie eine blitzende Flamme.*« Hier taucht die »*blitzende Flamme*« als Synonym für das Licht auf. In dem Licht, das sie schaut, erblickt sie – manchmal, nicht oft – »*ein anderes Licht*«, »*ein lebendiges*

Licht«. Wie sie dieses Licht schaut: Darüber zu sprechen fällt ihr schwer, aber von seinen Wirkungen auf sie weiß sie zu schreiben: dass alle Traurigkeit und aller Schmerz aus ihrer Erinnerung schwinden, sodass sie selbst sich nicht mehr als ältere Frau, sondern als junges Mädchen empfindet. Hildegard durchlebt Krankheiten, und nur manchmal ist sie frei von Schmerzen, »*doch in ihrer Seele bleibt das Licht, das der Schatten des Lebendiges Lichtes genannt wird*«.[53]

Ich übergebe allen Schmerz und alle Bedrängnis der Vergessenheit, und was ich dann sehe und höre, schöpft meine Seele wie aus einem Quell, doch bleibt dieser trotzdem voll und unerschöpflich.

Dunkelheit – Finsternis, wie Hildegard sagt – nehmen wir deutlich wahr; vielleicht sehnen wir uns deshalb so sehr nach dem Licht. Bereits im Mutterleib? Sind die Seelenkräfte an Lichterfahrungen gekoppelt? Oder erfahren wir gerade in dunklen Zeiten, im übertragenen Sinne, die Wirkung des überaus hellen Lichtes, das wir, wie die Sonne, nicht anschauen können, das uns jedoch aus guter Distanz nährt?

Das göttliche Licht durchstrahlt jedenfalls, meint Hildegard, Menschen, die wie Lichtpunkte uns Orientierung geben.

Solche Menschen waren für Hildegard die Gottesmutter Maria, die Heiligen, die sie verehrte, wie Disibod, Rupert und vor allem Benedikt, der Gründer ihres Ordens. Hildegard ehrt sie durch ihre komponierten Lieder.

Weibliche Kraft

Maria, die Mutter Jesu, finde ich als erste Frau, die Hildegard ins Licht stellt und verehrt:

O leuchtend grüner Zweig, sei gegrüßt! Du gingst hervor aus den windschnellen Wehen der wissen wollenden Sehnsucht der Heiligen. Es kam die Zeit, da blühtest du in deinen Zweigen ... die Hitze der Sonne glühte in dir wie der Duft des Balsams. Denn in dir war die schöne Blume erblüht, die Duft gab allen Gewürzen, die vertrocknet waren. Und sie alle wurden wieder mit grünender Lebenskraft erfüllt. [54]

> **Ist die Grünkraft der Seele in der weiblichen Kraft verkörpert? Ist Hildegards Marienlob auch ein Lobpreis auf die weibliche Schönheit, Schöpferkraft und auf Mutter Erde, die »Patin« all der »sprechenden Bilder« ist?**

Licht-Visionen lassen uns in eine neue Zeit blicken. Eines meiner Lieblings-Visionsbilder von Hildegard findet sich in der zehnten Vision ihrer Schrift »Vom Wirken Gottes« (*Liber divinorum operum*): Es zeigt mir eine weibliche Darstellung der Liebe, Gott selbst, in ihrer runden und dynamischen Kraft voller Licht, Grünkraft und Leben, das auch die Schatten beinhaltet.

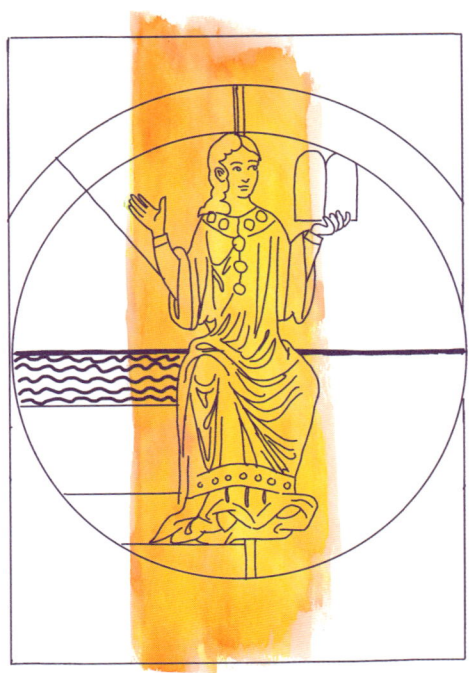

»FRAU WEISHEIT«

Lass das Bild auf dich wirken. Was ist dein erster Eindruck? Was siehst du? Nimm die Bildmitte für zwanzig Sekunden in Blick, dann schließ die Augen. Welche Bilder erscheinen vor deinem inneren Auge? Solche inneren Bilder sind Seelenbilder und können eine persönliche Botschaft für dich haben. Schreib auf, was du mit geschlossenen Augen gesehen hast. Erst dann lies weiter Hildegards Worte zum Visionsbild in der Bildunterschrift:

»Und siehe: Mitten auf dem Rad sah ich auf der erwähnten Linie die Gestalt, die mir vorher als die Liebe (caritas) bezeichnet worden war … Ihr Antlitz leuchtete wie die Sonne, ihr Gewand glänzte wie Purpur, um ihren Hals hatte sie eine goldene Kette, die mit Edelsteinen geschmückt war, und sie trug Schuhe, die wie Blitze strahlten.«

In dem Visionsbild weist das Rad von erstaunlichem Umfang auf Gott hin, der ohne Anfang und ohne Ende ist. Die horizontale Linie in der Mitte trennt das Ewige oben vom Zeitlichen unten. Eine vertikale Linie zeigt die göttliche Ordnung. Im unteren Teil, der Zeitlichkeit, werden links verschiedene Phasen der Menschengeschichte angedeutet: Unter den Wellenlinien der Sintflut erscheinen Felder für die Zeiten der Gerechtigkeit (Mose und biblische Propheten), der Menschwerdung des Sohnes Gottes und der Krise, die Zeit des Anti-Christ. Das Kreisbild drückt aus: In Gottes Willen und Macht liegt es, wann er die Welt und, was in ihr ist, beenden und vollenden wird. Nach Hildegards Vision ist Gott im Kreisen seiner Liebe *caritas* mitten in der Schöpfung, in der Zeit (unten) und Ewigkeit (oben).

Vor dem Antlitz der Gestalt der göttlichen Liebe erscheint eine Gesetzestafel: das Vorauswissen Gottes. Sie ist strahlend hell wie ein Kristall mit der Aufschrift: Nichts, was einem Anfang unterworfen ist, kann die Gottheit, die ohne Anfang ist, völlig begreifen. Aber im Anblick der Liebe wird das Vorauswissen Gottes offenbart, weil die Liebe und das Vorauswissen völlig übereinstimmen. Es offenbart, dass der Mensch, der sich der Liebe unterwerfen will, mit ihr liebt, was in Gott ist. Dann schaut der Mensch Gott in der Reinheit des Glaubens an, und alles in der Welt findet den richtigen Platz: Der Mensch zieht Gott nichts vor, was vergänglich ist. Damit findet er einen Platz in den himmlischen Freuden, da Gott vorausgesehen hat, dass er dorthin gelangen wird.

Die weiße Gesetzestafel, leuchtend wie ein Kristall, ein Schatz, geborgen aus dem Erdreich. Kein von Menschen verfasstes Gesetz, nicht irdische Regeln verkünden Gott, sondern die Klarheit des Kristalls, der die Liebe ist. Es ist ein Blick in die Zukunft. Die göttliche Weisheit-Liebe-Gestalt ist geschmückt mit Edelsteinen. (Halsornat und Kette). Sie stehen für die Tugenden und Gotteskräfte. In ihnen erleben wir eine Symbiose von Grünkraft und Licht. Hildegard von Bingen ist die erste Erforscherin ihrer Heilkraft.

Edelsteine – ein Schatz der Erde

Über die Kenntnisse ihrer Zeit hinaus geht Hildegards Wissen über Edelsteine und ihre Entstehung. Kälte, Wärme und die »Säftelehre« waren die medizinischen Kenntnisse zur Versorgung im frühen Mittelalter. Hildegards Beratung übersteigt dieses Wissen. Im Kapitel »Über die Steine« ihrer Schrift »Heilsame Schöpfung« (*Physika*) beschreibt sie insgesamt 24 Edelsteine. Nur die ersten 13 Edelsteine charakterisiert Hildegard mit zeitlicher Entstehung und Grundstruktur.

Die Zeitqualität in ihrer Heilwirkung auf die Organe hat Hildegard durch die Edelsteine erkannt. Neu und einzigartig sind Hildegards Beschreibungen der Edelsteine mit ihrer Wirkkraft für die Organe zu einem bestimmten Zeitpunkt. So finden wir eine »Edelsteinuhr«. Können wir diese frühen Kenntnisse Hildegards im Heute unterstützend für Immunsystem und Organe nutzen?

Michael Gienger (1964–2014) hat diese Steine näher erforscht und festgestellt, dass sie einer Ordnung entsprechen und in der Edelsteinuhr mit der Organuhr des Menschen verbunden werden können. Sein Wissen wird weitergetragen von *Annette Jakobi*, meiner Freundin, die sein geistiges Erbe mitverwaltet.
→ *www.michael-gienger.de*
→ *www.annettejakobi.de*
Veröffentlichungen: *Die Heilsteine der Hildegard von Bingen* (1997), *Die Edelsteinuhr, Kraft und Gesundheit im Einklang mit dem Tagesrhythmus* (2001), *Die Heilsteine der Hildegard von Bingen* (5. Aufl. 2017)

Die »Organuhr« hat ihren Ursprung in der Traditionellen Chinesischen Medizin (TCM), der jahrtausendealten Heilweise, die den Menschen in seiner Ganzheit betrachtet. Im täglichen Energiekreislauf hat dabei jedes Organ eine Phase der stärksten Wirkungsweise:

3–5 Uhr morgens	Lunge	Tief durchatmen
5–7 Uhr morgens	Dickdarm	Loslassen und reinigen
7–9 Uhr morgens	Magen	Aufnehmen
9–11 Uhr morgens	Milz	Lernen, denken, leisten
11–13 Uhr mittags	Herz	Freude und Gemeinschaft
13–15 Uhr mittags	Dünndarm	Verarbeiten, auf den Bauch hören
15–17 Uhr nachmittags	Blase	Aktive Zeit
17–19 Uhr abends	Niere	Zur Ruhe kommen
21–23 Uhr nachts	Dreifacher Erwärmer	Fließen lassen
23–1 Uhr nachts	Galle	Zeit zum Schlafen
1–3 Uhr nachts	Leber	Entgiften

Michael Gienger zeigte, zusammen mit seiner Forschungsgruppe, über mehrere Jahre in intensiver Arbeit auf, dass Beschwerden einzelner Organe oder Bereiche des Menschen mit Edelsteinheilkunde im Einklang mit dem Tagesrhythmus, wie bei Hildegard beschrieben, leichter gelöst werden können. Auch prophylaktisch können die Edelsteine, zu den einzelnen Tageszeiten angewendet, bereits Kraft und Gesundheit schenken.

Sei kreativ mit Edelsteinen! In ihnen kann das Licht und die Kraft aus der Tiefe der Erde sich spiegeln und für Körper, Geist und Seele hilfreich wirken. Kinder sowie Erwachsene, auch Menschen, die meine Sprache nicht verstehen, können sehr schnell sagen, welcher Edelstein jetzt gerade in ihrem Leben stärkend oder heilsam wirkt. Die intuitive Weisheit lässt uns zu einem bestimmten Edelstein greifen, eher als das Wissen um ihre Wirkung. Diese können wir dann auf der Haut, in Wasser oder Wein erfahren, so wie es Hildegard bereits beschreibt. Ich stelle im Folgenden beispielhaft Edelsteine und ihre Möglichkeiten nach meinem Erfahrungswissen vor.

SMARAGD

Smaragde sind grüne Edelsteine, die bereits im Alten Ägypten hoch geschätzt wurden. In der Bibel ist der Smaragd vierter der zwölf Grundsteine des himmlischen Jerusalem.
Smaragd tragen bei Schmerzen, Verschleimung, Kopfschmerzen (Organuhr 6.00 Uhr: Dickdarm-Zeit).

Der Smaragd wächst am frühen Morgen bei Tagesanbruch, wenn die Sonne in ihrem Kreislauf mächtig ansetzt ... Dann ist die Grünkraft der Erde und der Wiesen am stärksten, weil dann die Luft noch kalt ist und die Sonne schon warm und die Pflanzen dann so kräftig Grünkraft aufsaugen, wie ein Lamm Milch saugt, so dass die Wärme des Tage kaum dafür ausreicht, die Grünkraft jenes Tages zu kochen ... Deshalb ist der Smaragd stark gegen alle Schwächen und Krankheiten des Menschen, weil die Sonne ihn schafft und weil seine gesamte Substanz von der Grünkraft der Luft kommt. Er hat gemäßigte Wärme und gute Grünkraft ... und macht den Menschen der ihn anschaut, froh.[55]

SARDONYX

Der Sardonyx ist ein schwarzbrauner Schmuckstein mit zum Teil rot-weißer Bänderung. In der Bibel ist er fünfter der zwölf Grundsteine des himmlischen Jerusalem.
Sardonyx morgens auf der Haut tragen, anhauchen, als Handschmeichler in der Tasche tragen.

Der Sardonyx ist warm und wächst an einzelnen Tagen bis auf seine Größe heran, wenn die sechste Stunde vorbei ist ... Dann wird er von der reinen Sonne begünstigt ... Er hat in seiner Natur wirksame Kräfte ... Wenn der Mensch ihn bei sich trägt, soll er ihn auf seine nackte Haut legen und ihn oft an seinen Mund halten, so dass sein Atem ihn berührt ... Dann werden davon Verstand und Wissen und alle Sinne seines Körpers gestärkt, und so werden von diesem Menschen großer Zorn und Torheit und Disziplinlosigkeit genommen.[56]

GOLD-TOPAS

Der Topas ist ein Mineral mit glasähnlichem Glanz auf der Oberfläche, der Gold-Topas hat einen goldgelben Glanz. Häufig wurde auch der gelbe Citrin als »Goldtopas« bezeichnet. In der Bibel ist der Topas neunter der zwölf Grundsteine des himmlischen Jerusalem.
Auflegen eines Gold-Topas über dem Herzen und folgendes Gebet sprechen:

Gott, der über allem und in allem verherrlicht ist, soll mich bei seiner Ehre nicht verwerfen, sondern erhalte, stärke und gründe mich in seinem Segen. [57]

Bei schmerzenden Augen den Topas 3 Tage und 3 Nächte in Wein einlegen und dann mit dem Stein abends 5 Tage lang die Augenlider bestreichen.[58]

CHRYSOPRAS

Der Chrysopras ist ein grüner Edelstein mit goldfarbenen Einschlüssen, in der Bibel zehnter der zwölf Grundsteine des himmlischen Jerusalem.
Edelsteinwasser: ungeschliffenen Rohstein »für eine kurze Weile« in Wasser legen, danach herausnehmen. Das Wasser am Tag bis 18.00 Uhr trinken; das kann für die Nacht sehr entspannend sein.[59] Stark entgiftende Wirkung, mit wenig Wasser beginnen, dann Trinkmenge erhöhen.
Bei Zorn und von außen verursachtem Stress kann Chrysopras, auf die Kehle aufgelegt, Ruhe bringen.

CHALZEDON

Chalzedon, eine Form des Quarz, kommt in verschiedenen Farben vor, meist wird der blaue Chalzedon geschätzt. In der Bibel wird der Chalzedon als dritter der zwölf Grundsteine des himmlischen Jerusalem erwähnt.

[Der Chalzedon] wächst, wenn sich die Sonne nach der Vesperzeit schon fast zurückgezogen hat ... die Luft noch etwas warm ist... und er besitzt gute Kräfte. Wenn dieser Stein von irgendeinem Menschen getragen wird, dann soll dieser ihn so bei sich haben, dass er seine Haut berührt.

Den Stein auflegen und direkten Hautkontakt ermöglichen. So ist ein Chalzedon wie ein kleiner Kraftplatz in der Hosentasche, wie ein Handschmeichler. Meist automatisch nehmen wir ihn in die Hand bei Bedarf. Für Kinder und Jugendliche in Schule und Freizeit ideal.

Und so wendet jener Stein Krankheiten vom Menschen ab und gibt ihm ein gegenüber Jähzorn sehr starkes Gemüt, so dass er in seinem Wesen so ruhig wird ... so dass kein Mensch etwas finden dürfte, wodurch er ihn .... verletzen würde ... Wer weise vorbringen möchte, was er sagt, der soll einen Chalzedon in seiner Hand halten und ihn mit seinem Atem erwärmen ... mit seiner Zunge ablecken, und er wird wirksamer und klüger mit Menschen reden können. [60]

Hilfreich habe ich den Chalzedon zum Reden direkt auf dem Kehlkopfbereich am Hals getragen. Ungeschliffener Chalzedon eignet sich auch sehr gut, um Edelstein-Wasser herzustellen für die Förderung des Lymphflusses im Körper.

HELIOTROP
Der Heliotrop ist ein grüner Stein mit feinen roten Flecken, der die Grünkraft vermittelt. Hildegard bezeichnete ihn als »Jaspis« oder »Blutjaspis«. Er löst die »krankmachenden Säfte«, ist gut bei Gicht oder bei Herzchaos (auflegen). Auch bei Angst vor Alpträumen und zur Regeneration ist die Anwendung hilfreich.

Die Grünkraft bewahren

»Ihr seid das Salz der Erde...« sagt Jesus (Die Bibel: Matthäusevangelium 5,13). Salz finden wir in manchen Handschriften von Hildegards »Heilsame Schöpfung« (Physika) erwähnt: sowohl bei den Kräutern und Grundnahrungsmitteln [61] als auch bei den Elementen (nach dem Wasser).[62] Elementar ist Salz: »*Wenn der Mensch Speisen ohne Salz isst, macht ihn das innerlich lau; wenn er sie aber mäßig mit Salz isst, stärkt und heilt ihn das. Wer aber zu stark gesalzenes Essen isst, den macht das innerlich trocken und schadet.*« Salz im guten Maß heilt. Heilend für die Erde sind sicher Menschen, die im guten Maß Würze sind und verantwortlich mit den Schätzen von Mutter Erde umgehen. Jesus spricht in der Bergpredigt allen Menschen, die zuhören, zu, Salz der Erde zu sein. Die Umkehr zur Bewahrung der Schöpfung ist dringend notwendig. Wie aktuell, wenn wir in Hildegards »Buch der Lebensverdienste« (*Liber vitae meritorum*) lesen:

Die Elemente klagen und Gott antwortet: Mit meinem Besen werde ich euch reinigen und werde die Menschen zuweilen peinigen, bis sie zu mir zurückkehren. In jener Zeit werde ich viele Herzen nach meinem Herzen vorbereiten. Und sooft ihr verschmutzt werdet, werde ich euch durch die Peinigung derer, die euch verschmutzen, reinigen. Wer könnte mich niederdrücken? Die Winde sind vom Gestank heiser geworden, die Luft speit Schmutz aus, weil die Menschen ihren Mund nicht zur Rechtschaffenheit öffnen. Auch die Grünkraft welkt wegen des ungerechten Aberglaubens der verkehrten Menschenmassen, die jede Angelegenheit nach ihren Wünschen bestimmen und sagen: »Wo ist denn ihr Gott, den wir niemals zu sehen bekommen?« Ihnen antworte ich: Seht ihr mich nicht bei Tag und bei Nacht ... wenn ihr sät und die Saat mit Regen begossen wird, damit sie wächst? Alle Geschöpfe streben hin zu ihrem Schöpfer. Der Mensch dagegen ist ein Rebell und zerteilt seinen Schöpfer in viele Geschöpfe. Sucht in ihnen, wer euch erschaffen hat. Solange die Schöpfung ihren Dienst auf eure Nötigung ausübt, werdet ihr keine vollkommene Freude finden. Nachdem aber die Schöpfung in Dürre verwelkt sein wird, werden die Auserwählten die höchste Freude im Leben aller Freuden sehen. [63]

Harte, klare Worte.

Wo schütze und bewahre ich die Umwelt?
Wofür stehe ich ein und traue mich zu handeln?

Schafgarbe und Brennnessel

Wasser ist das Lebenselixier, das unseren Umgang mit der Schöpfung (und ihren Missbrauch) widerspiegelt. Ohne Licht und Wasser im rechten Maß gäbe es keine Grünkraft auf der Erde, im wahrsten Sinne wäre sie wüst, dunkel und leer. Natürlich verbinden wir die Grünkraft mit Wachstum und Farbe der Pflanzen. Die meisten Heilkräuter sind grün, und die wilde Naturkraft zeigt sich zumeist im Grün der Landschaft in Europa. Hildegard von Bingen beschreibt sehr viele Wildpflanzen, Kräuter und Bäume.

Wie kommt Hildegard zu einem Titel wie »erste deutsche Ärztin«? Woher kam ihr medizinisches Wissen? Wie wusste sie um die Zusammenhänge zwischen Pflanze und Mensch? Der Untertitel ihrer Schrift »Heilsame Schöpfung« (*Physika*) könnte ein Hinweis sein: »Das Heilsame in der Schöpfung erkennen und die natürliche Wirkkraft erleben«.

Schafgarbe

Eine meiner Lieblingspflanzen, die Hildegard beschreibt, ist die *Schafgarbe*. Ihre weichen gefiederten Blätter sind einzigartig in der Wiesennatur, und sie blüht in den letzten Jahren unermüdlich, meist von März bis in den November hinein. Eine weise alte Frau auf der Ostalb sagte mir als junge Mutter: »Merke dir, das,

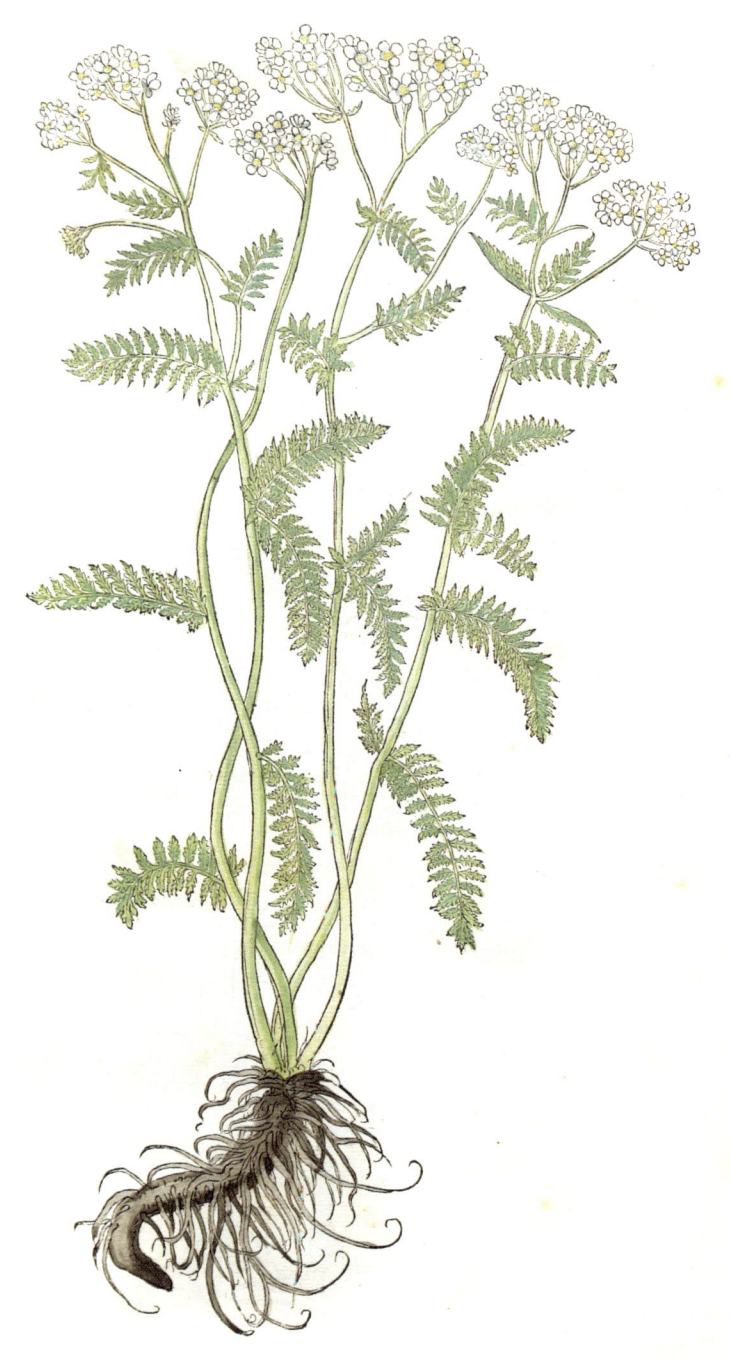

wovon es viel gibt, davon brauchen wir viel für unsere Zeit und Seele und Leib.« Bei Hildegard heißt es: »*Schafgarbe ist ein bisschen warm und trocken und hat gesonderte und feine Wirkungen auf Wunden*«. [64]

Ich könnte ein Buch mit Erfahrungsberichten der Heilwirkung der Schafgarbe füllen, vor allem bei Operationen; stellvertretend ein Beispiel: Rita erzählt mir: »Ich hatte eine Zahn-OP und habe den Schafgarben-Schutz angewendet, von dem ich im Hildegard-Seminar bei Annette Heizmann erfahren habe. Da sich hinter dem geschädigten Zahn eine Zyste befand, bat mich der operierende Zahnarzt, dass ich von ihm die Fäden ziehen lasse, damit er sich die Wunde anschauen kann. Er musste direkt im Kiefer nähen, da durch das Entfernen der Zyste ein größeres Loch entstanden war. Der Zahnarzt war sehr verwundert über die sehr gute Heilung der Wunde und konnte mühelos die Fäden ziehen. Bei einem Freund konnten wir beobachten, wie eine offene Wunde am Bein endlich mit Schafgarbe heilte, wo keine medizinische Maßnahme Erfolg hatte.«

LOBPREIS AUF DIE SCHAFGARBE

Liebe Schafgarbe, Hildegard von Bingen preist Dich als heilsames Kraut für jede Wunde. Du bist zu meinem Lieblingskraut geworden in den letzten Jahren. Ich sehe Dein unermüdliches Wachstum und Deine Blühkraft, die Du uns Menschen zur Verfügung stellst. Im Herbst gibt es nochmals eine zweite Blüte auf vielen Wiesen, und wir können Dich sammeln und in unseren Nöten verwenden. Hildegard empfiehlt uns, Dich als Schutz mit Hinblick auf Operationen einzunehmen. Eine Prise Schafgarbenpulver morgens, mittags und abends soll drei Tage vor einer Operation (wenn der Termin bekannt ist) und 10 Tage nach der OP in Wasser, Wein, Tee oder pur eingenommen werden. Viele wundersame Erfahrungen durften Menschen schon mit Dir machen, vor allem bei OPs im Mundbereich und an den Zähnen. Gott lässt für alles ein Kraut wachsen, ja sogar für die inneren Wunden kann eine Schafgarbenkur mit dem feinen

Pulver oder dem Teeaufguss aus selbst gesammelter Schafgarbe, dreimal täglich getrunken, Heilung schenken. 28 Tage lang (ein Mondrhythmus) ist eine gute Zeit für eine Kur für Leib und Seele. Dein Kraut kann als feuchtwarme Umschläge auf Wunden Entspannung und Ruhe schenken.
Danke, liebe Schafgarbe, die Du nach Deinem Namen *Achillea* bereits dem Helden Achilles Helferin und Heldin für die Behandlung seiner Wunden warst. Wir werden Deine Blätter, auch »Augenbraue« der Venus genannt, so schnell nicht mehr übersehen und Deine heilende Kraft schätzen.

Brennnessel

Die Brennnessel ist Grünkraft im Frühjahr, Sommer und Herbst! Die Brennnessel darf bei mir im Garten ausgewählt wachsen. Sie ist das Wildkraut mit der längsten Wurzel und kommt an die tief verborgenen Schätze. Im Frühjahr sorgt sie für eine kaliumreiche Grünkraft im Salat, Spinat und in Dips. Junge Triebe sind in einer Tasse Tee eine starke Kur zur Entwässerung. Im Herbst schenkt sie uns ihren Samen, in dem alles potenziert vorhanden ist. Ich mische die Samen gerne mit Salz »*Weißes Salz hat jedoch größere Wärme und ... ist für den Gebrauch des Menschen nützlich und für alle Arzneien, so dass sie, wenn ihnen ein bisschen davon beigefügt wird, umso besser sind.*«[65] So stelle ich ein Brennnessel-Power-Salz für den Winter und die Erkältungszeit her. Verwendest du eine Handvoll frisch geernteter Brennnessel-Samen, so erhälst du gemixt ein grünes Kräutersalz, dem die Hildegard-Kochgewürze (zum Beispiel Bertram, Galgant, Quendel, Ysop, Fenchel, Kubebenpfeffer und Zimt) beigemischt werden können. Beim Ernten die Brennnessel fest anfassen von unten nach oben, dann brennen die Härchen nicht. Das Kräutersalz und 4 frische Brennnesseln verwende ich gerne in Blätterteigschnecken.

BRENNNESSEL-KRÄUTERSCHNECKEN

Blätterteig ausrollen, mit Sauerrahm bestreichen, mit Kräutersalz, Brennnesselblättern und geriebenem Käse bestreuen,

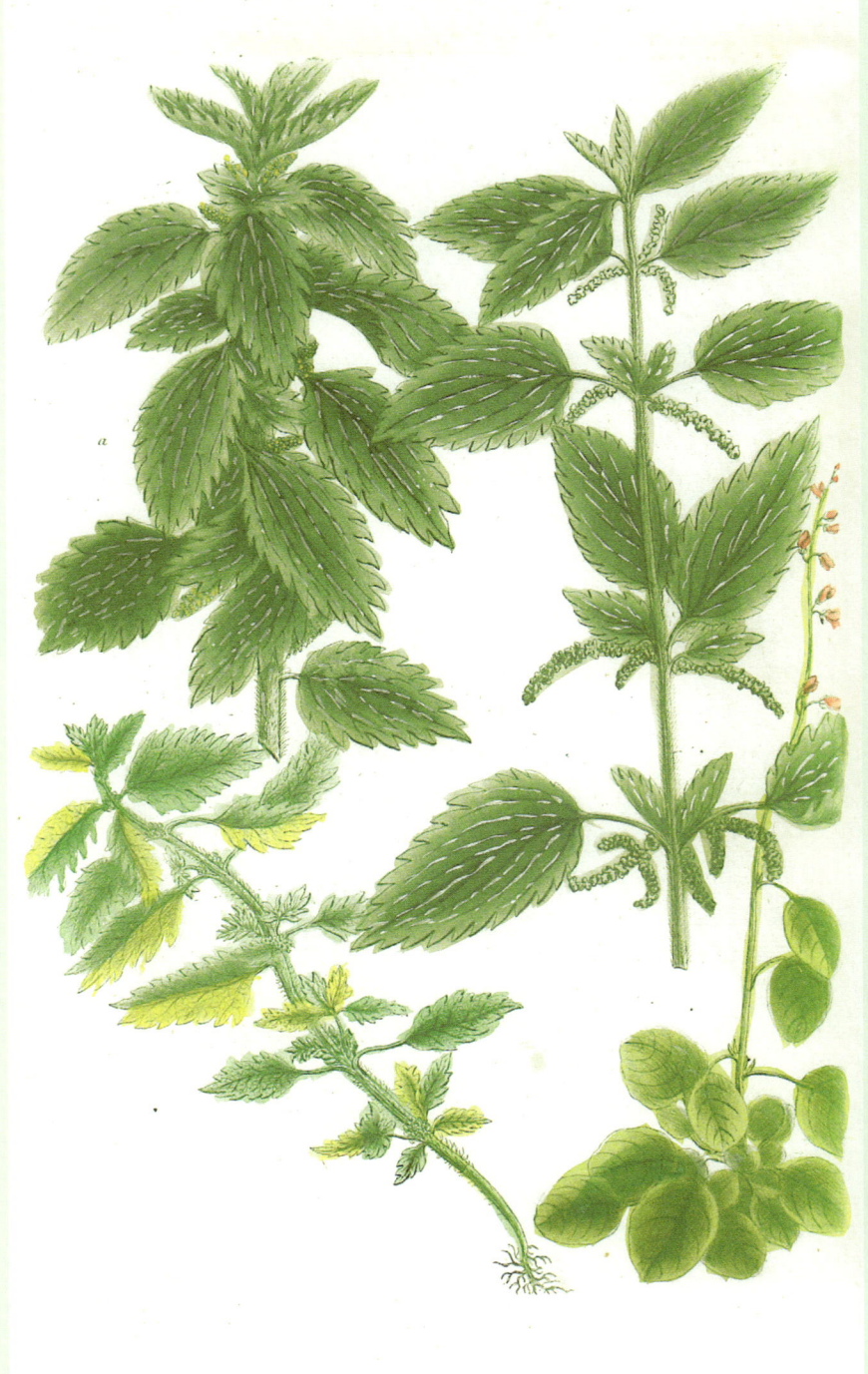

dann einrollen und Scheiben schneiden. Backen bei ca. 180-200 Grad ca. 15 Minuten. Die gebackenen Schnecken können mit Sesam bestreut werden.

BRENNNESSEL-ÖL
Solange sich jemand noch über seine Vergesslichkeit ärgert, empfiehlt uns Hildegard folgendes Öl: »Wenn ein Mensch gegen seinen Willen vergesslich ist, der nehme Brennnessel und zerstoße sie bis zum Saftigwerden und setze dem eine mäßige Menge Olivenöl zu, und wenn er schlafen geht, soll er damit Brust und beide Schläfen einsalben. Er soll das oft machen, und die Vergesslichkeit in ihm nimmt ab. Am besten die jüngsten Triebe der Brennnessel mixen und ganz mit Olivenöl bedecken. 1–2 Monate regelmäßig einreiben.«

Grünkraft und Seelenkräfte

Die Grünkraft ist auch mit den Seelenkräften verbunden; dies zeigt der Dialog zwischen »Herzenshärte« und »Barmherzigkeit«, die Hildegard so antworten lässt:

> Die Kräuter bieten einander
> den Duft ihrer Blüten;
> ein Stein strahlt seinen Glanz auf die andern,
> und jedwede Kreatur hat einen Urtrieb
> nach liebender Umarmung.
> Auch steht die ganze Natur dem Menschen zu Diensten,
> und in diesem Liebesdienst legt sie
> ihm freudig ihre Güter ans Herz.
>
> Ich, die Barmherzigkeit, bin Luft und Tau
> und in aller grünenden Frische
> ein überaus liebliches Heilkraut. [66]

Es gibt eine Kraft aus der Ewigkeit, die uns in die Ewigkeit zurückführt ... und diese Kraft ist grün. Die grüne Lebenskraft ist die schöpferische Kraft Gottes für Hildegard, die sich in allem Lebendigen verwirklicht, ob in Pflanze, Tier, Mensch, Wasser, Erde, Luft oder Feuer. Diese grüne Kraft ist die Verbindung zum Wachstum, das von Gott her kommt und nicht aus der Kraft des Menschen, deshalb ist sie schon immer da, wie die Ewigkeit. Sie ist eine erlösende Kraft, die bereits auf der Erde erlebt werden kann: im Kleinen wie in der Musik, in der Liebe, in der Sexualität, im Sport; und in der Fülle, wenn wir in die Ewigkeit hineingeboren werden. Sterben wird einfacher, wenn wir der Grünkraft in uns trauen können ...

Musik schwingt wie Grünkraft und Licht und heilt. Hildegard komponierte Lieder und schuf zugleich poetische Gedichte. Musik ist ein großes Heilmittel für die Seele und stimmt sie symphonisch.

»Hildegard sah Musik als zugleich irdisch und himmlisch und glaubt, dass sie zur Harmonie nicht nur zwischen Stimmen und Instrumenten führe, sondern auch die körperlich-seelische Harmonie des Menschen selbst, und darüber hinaus die Harmonie des Menschen mit dem Universum ermögliche. Nur durch Musik, so Hildegard, kann der paradiesische Einklang, der einst herrschte und den sie wieder herbeisehnte, zur erfahrbaren Realität hier auf Erden werden. Somit kann Musik die engste Verbindung zwischen Gott und Menschen schaffen, die im irdischen Leben überhaupt möglich ist« (Marianne Pfau).[67]

Viele Hildegard-Lieder wurden von unterschiedlichen Gruppen vertont. Zum Allerheiligenfest 2012, kurz nachdem Hildegard von der katholischen Kirche offiziell als »Kirchenlehrerin« anerkannt wurde, hat *Elke Voltz*, Sängerin der Frauenband *Kick la Luna* in der Klosterkirche St. Luzen folgendes Lied uraufgeführt:

→ www.elkevoltz.de (CD »Free your soul«)
→ www.kicklaluna.com (Konzerte, Media, Shop, Kontakt)

Die Kraft aus der Tiefe

Die Kraft aus der Tiefe wächst in mir
wie das zarte Grün im Frühling
dem Licht entgegen
es sich *auf* mich legt
wie der Tau des Morgens
wenn die Nacht vorbei

Die Kraft aus der Tiefe wächst in mir
wie das zarte Grün im Frühling
dem Licht entgegen
es sich *in* mich legt
mich erfüllt
ein Strahlen mein Sein umhüllt

Die Kraft aus der Mitte schütze mich
Die Kraft meines Herzens öffne mich
Die Kraft meines Geistes erhelle mich [68]

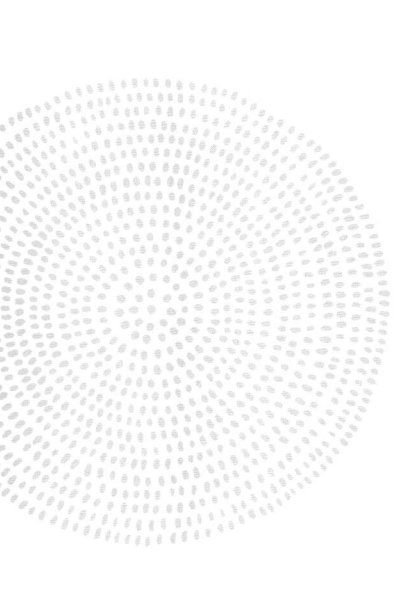

8. Weg
Wege zu Gott – Wege zu den Menschen
»Pflege das Leben, wo du es triffst!«

P – Hildegard dreht es um, sieht im Spiegel das P: Quelle des Lebens ist die Beziehung von Christus zum *peueriz* (Vater).

Hildegards Weg zu Gott ist die Liebe: zuerst geliebt zu werden von Gott. Ins Licht getaucht und liebend von Gott angeschaut werden, wie sie es bereits im Alter von fünf Jahren erlebt und als Erwachsene beschreibt. Hildegards erster Weg ist Licht und Liebe, eine Gotteserfahrung. Von Lichtereignissen und einer tiefen Liebe berichten viele Mystikerinnen und Mystiker, wie *Teresa von Ávila* und *Johannes vom Kreuz*. Bei Hildegard geschieht die Wahrnehmung ihrer Visionen bei wachen Sinnen und einem klaren Auftrag, den ihr eine Stimme erteilte, als sie 42 Jahre und sieben Monate alt war: »*Du gebrechlicher Mensch, Asche von Asche, Fäulnis von Fäulnis, sage und schreibe, was du siehst und hörst*«[69]. Dieser prophetische Auftrag, dem sie erst nicht trauen wollte – weil sie sich selbst als ver-rückt erlebte – war lange in einer Beziehung zwischen Hildegard und Gott und den Menschen angelegt.

Hildegards Gotteserfahrung

Hildegard wünscht sich Bestätigung von einem Menschen. Wie gut kann ich sie darin verstehen! Sie fragt ihren Beichtvater *Volmar*. Der ist klug und verbunden genug mit Gott, sodass es sie ermuntert, das zu tun, was die Stimme sagt, um dann zu erkennen, ob es Gottes Werk ist oder des Teufels. Ich frage mich, ob Hildegard Vorbilder hatte, die sie auf ihrem Weg ermunterten? Gott zu vertrauen und sich als Frau gleichwertig und als Ebenbild Gottes vollwertig zu fühlen? Vermutlich eher nicht. *Jutta von Sponheim*, ihre frühe Vertraute und Meisterin, war noch ganz im Glauben ihrer Zeit verhaftet, Opfer durch »Selbstzüchtigung« und »Kasteiung des Leibes« bringen zu müssen. Hildegard dagegen bekennt und erlebt einen barmherzigen Gott, der Liebe ist:

Worte im Hohelied, die Weisheit spricht: ... so habe ich auch in Salomo über die Liebe des Schöpfers zu seiner Schöpfung und über die Liebe der Schöpfung zu ihrem Schöpfer gesprochen, darüber, wie der Schöpfer die Schöpfung geschmückt hat, als er sie erschaffen hat, weil er sie sehr liebte, und wie die Schöpfung vom Schöpfer den Kuss erlangte, als sie ihm gehorchte, weil sie ihm in allem gehorsam war. Denn die Schöpfung empfing vom Schöpfer bereits den Kuss, als Gott ihr alles Notwendige gab. [70]

Die Grünkraft, alles Geschaffene, alle Elemente sollen Wachstum und Schöpfergeist fördern. Eine Opferhaltung wäre vollkommen konträr hierzu. Mir stellt sich die Frage, welche Kreatur dies als Botschaft erhalten hat und als göttliche Wahrheit verkündete, dass der Mensch Gott durch seinen Körper (Schöpferwerk Gottes) Opfer bringen sollte? Bereits die biblische Tradition im Alten Testament mit Abraham und seinem Sohn Isaak vermittelt ein anderes Gottesbild. Trotzdem hat dieser Glaubenssatz die Macht der Priester und Bischöfe, auch nach dem 12. Jahrhundert, so gestärkt, dass es eine Reformation brauchte, um die Menschen an ihre göttliche Freiheit und den liebenden Gott zu erinnern. Dazu kam noch die Drohung durch Fegefeuer und Hölle und den Teufel, die allgegenwärtig war und Angst einflößte. Manchmal scheint mir, diese Theorien wurden mit einer Absicht weiterhin als »Frohe Botschaft« bis in die jüngste Generation meiner Ahnen (Vorfahren) verkündet.

> **Welches Gottesbild hatte ich in mir als Kind? Wer prägte mein Gottesbild? Meine Eltern, Großeltern, Lehrer, Pfarrer, Seelsorger, Ärzte, Verwandte, Heilige, Vorbilder?**
> **Wie sehr habe ich mir erlaubt, selbst zu entscheiden, was ich glaube?**
> **Habe ich die »alten« Bilder entlarvt und weitere Gottesbilder im Christentum erforscht, zum Beispiel durch die Bibel?**
> **Erlebe ich als erwachsene Persönlichkeit einen liebenden, barmherzigen Gott, der mich in Freiheit eigene Wege gehen lässt?**

Hildegard von Bingen dagegen lebt im 12. Jahrhundert, öffentlich seit ihrem 43. Lebensjahr (1141), eine vollkommen andere Gottesbeziehung. Dies nehmen die Menschen, die bei ihr auf dem Disibodenberg Rat suchen, wahr. Ist die Begegnung mit Hildegard ein Tor zum Glauben oder gar zur Erfahrung eines liebenden Gottes?

> **Gab es Menschen, die für mich wie Tore oder Wege waren/sind, die mir neue Wege durch Begegnung und/oder Begleitung eröffnet haben?**

Spürten die Menschen um Hildegard ihre Entfaltungs- und Entwicklungsmöglichkeiten, ihre »Gnadengaben«? Wurden sie durch die Gesundheit für Körper, Geist und Seele ermutigt, an ihre Kinder ein anderes Gottesbild weiterzugeben? Ich habe die Vermutung, dass diese Entwicklung für die Frauen stattfand, die als Bauernmädchen im zweiten Kloster Hildegards (ehemaliges Augustinerstift, heute Pfarrkiche Eibingen) eintraten. Ihnen stand ein neuer Weg offen, statt einer verordneten Ehe die Freiheit zu wählen.

In ihrem Film »Hildegard und die Macht der Frauen«[71] stellt *Friederike Haedecke* es so dar: Hildegard hatte bis dahin nur adelige Mädchen in ihr Benediktinerkloster auf dem Rupertsberg aufgenommen und bleibt stringent. Bis sie erkennt, im Film durch die Frage einer Mutter: »Macht Gott denn einen Unterschied und liebt er unsere Mädchen weniger? …« Hildegard kommt in Erklärungsnot. Tatsächlich passt diese Unterscheidung nicht zu ihrem Gottesbild. In *Haedeckes* Film wird deutlich, wie genial das Erbe Hildegards ist. Die Beziehung zu Gott und die Verbindung zu Christus haben ihr ein Selbstverständnis geschenkt, das sie mutig, kraftvoll und klar ihren Weg gehen ließ, auch über viele Hürden hinweg, die sie als »Prüfungen« deutete. Hildegard blieb mit ihren Visionen und Erkenntnissen, mit ihrer Liebe zu Gott und Christus nicht hinter Klostermauern. Sie nimmt ihren Auftrag wahr und schreibt auf, was sie sieht und hört, so wie es ihr durch Bilder und Worte in die Seele gelegt wird. So entsteht ihr erstes Werk: »Wisse die Wege« (*Scivias*) mit Hilfe von *Volmar* und *Richardis* (beide können schreiben) und Menschen, die Hildegards Visionen nach ihrer Beschreibung malen (Miniaturen im *Rupertsberger Kodex von Scivias*). Hildegard teilt ihr visionäres Wissen und die biblischen Inhalte mit den Klosterschwestern (evtl. auch weiteren Personen?). Was ist der Sinn der Niederschrift und der Bilder? Sie werden Bildung ermöglichen und sind eine neue Form der Verkündigung, die nicht nur den Bischöfen, Priestern und gebildeten Adligen zugänglich ist. Verbindet Hildegard die Heilkunde und die Behandlung von Krankheiten mit einer Art Katechese, dem Erzählen biblischer Geschichten? Eröffnet sie durch die Heilwirkungen auch eine neue Sichtweise, ein heilsames Gottesbild? Hildegards Erfahrung eines liebenden Gottes, Geist der Weisheit und Liebe, schenkt ihr wohl eine große Gabe: jedes Geschöpf mit Achtung und Liebe zu betrachten. Wie sollte sie sonst einen

Alltag durchhalten, der mit kranken Menschen, Bedürftigen und harter Arbeit gefüllt ist?

→ *Die Liebe zur Weisheit finden wir bei Hildegard von Bingen im Visionsbild der »Frau Weisheit«, in diesem Buch 7. Weg, S. 110.*

Gott ist Beziehung

Ruach, die göttliche Geistkraft, schwebt am Anfang der Schöpfung über den Wassern, als weibliche Bezeichnung des Geistes, der schon immer war und die Schöpferkraft trägt. *Ruach* oder auch *Sophia*, die göttliche Weisheit, ist in jedem Menschen und – lesen wir bei Hildegard genau nach – auch in jeder Pflanze, jedem Tier, jedem Stein, allem Lebendigen.

Lob auf die Dreieinigkeit, die Klang und Leben und die Schöpferin aller und das Leben aller ist. Die Gemeinschaft der Engel lobt sie, sie ist wunderbarer Glanz der Geheimnisse, die die Menschen nicht kennen, und in allem ist sie das Leben. [72]

Hildegard von Bingen sieht in ihrer zweiten Vision, beschrieben im zweiten Kapitel von »Wisse die Wege« (*Scivias*), die Dreifaltigkeit Gottes – Gott ist eins und doch dreifaltig. In sich Beziehung und ein Fluss der Liebe.

Das Geheimnis des Glaubens kann nicht analysiert werden. Was bleibt? Es als Geschenk zu erfahren und so ein Teil des Geheimnisses zu werden.

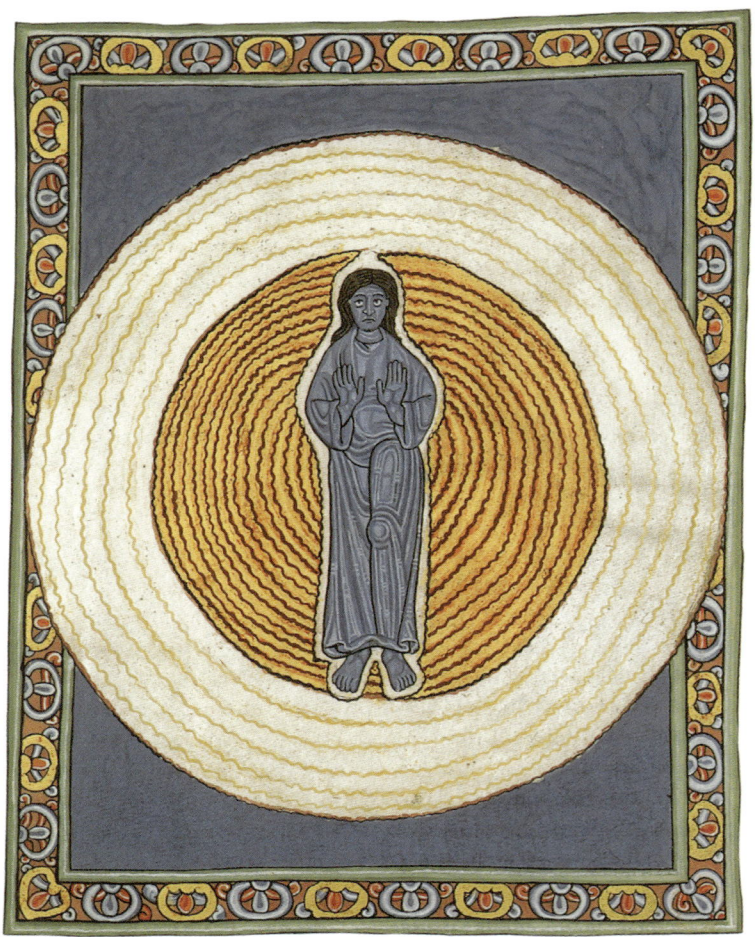

»DIE WAHRE DREIHEIT IN DER WAHREN EINHEIT«

Gott ist dreifaltig und wird somit weder als eine Person noch klar umgrenzbar dargestellt; einzig als Person dargestellt ist die saphirblaue Gestalt, die für Christus steht; die beiden Kreise sind lebendig konzentrisch, und Christus ist ganz von der gelben Feuersglut, dem Wasser des Geistes (*ruach*) und der Weisheit (*sophia*), umgeben, und beide sind wiederum von Gott Vater umflutet, von der weiß leuchtenden Schöpferkraft und dem Ursprung des Seins.

Das Visionsbild zeigt die schöpferische Dreiheit als eine Liebesbeziehung, die sich ständig neu mit den Elementen und den Seelenkräften sowie den göttlichen Kräften beflutet: Da benennt Hildegard vor allem drei Tugendkräfte: erstens *caritas*, die Liebe, zweitens *humilitas*, die Demut, und drittens *pax*, den Frieden.

→ Dies sind auch die drei Tugenden in Gestalt der drei Frauen am Brunnen im Visionsbild des 5. Weges, S. 75.

Gott ist in sich Beziehung: Dialog findet allgegenwärtig statt zwischen Vater, Sohn und Geistkraft. Das feiern Christ*innen im Westen seit dem 14. Jahrhundert am *Fest der Dreifaltigkeit* am Sonntag nach Pfingsten. Diese in sich, im Göttlichen flutende Liebe ist auch zwischen Mensch, Gott und der dritten Dimension des Lebens – dem Zufall (bei Hildegard oft im Wind dargestellt) –, erfahrbar.

Freiheit der Entscheidung

Wir haben die Entscheidung, uns Gott in Freiheit zuzuwenden. Hildegard spricht ihrer Zeit gemäß sehr offen und zum Teil auch in detaillierten Bildern vom Teufel, der als Gegenspieler Gottes Anziehungskraft auf den Menschen ausübt.

Die Liebe ist im Rad der Ewigkeit ohne Zeit , wie die Glut im Feuer. Gott hat nämlich in seiner Ewigkeit alle Geschöpfe vorausgewusst. Er hat sie in der Fülle seiner Liebe so hervorgebracht, dass der Mensch bei ihnen keine Erquickung oder keinen Dienst entbehre, weil Er sie mit dem Menschen verband wie die Flamme mit dem Feuer. Als ersten aber schuf Gott den Engel in der größten Schönheit, wie schon vorher gesagt wurde. Aber sobald jener sich selbst erblickte, hasste er seinen Herrn und wollte selbst der Herr sein. Aber Gott warf ihn in den Schacht der Hölle. Daher gibt dieser Aufrührer dem Menschen seinen bösen Rat, dem der Mensch zustimmt.[73]

So fordert Hildegard heraus, sich Gott bewusst zuzuwenden. In
der Reaktion des Menschen und an seiner Lebensweise können
wir erkennen, ob der Mensch sich mit der »Glühenden Liebe« verbunden hat oder ob er sich vom bösen Rat des gefallenen Luzifers
beeinflussen lässt, der in seiner Selbstgefallenheit sein will wie
Gott.

Luzifer, der schönste Engel, der »durch die Winde verweht«
mit dem Schatten der Menschen und ihren Lastern korrespon-
diert, ist in den Visionen Hildegards wie ein gefallener Stern.
Durch das »Erlöschen des Glanzes, der von den gestürzten Engeln genommen wurde« und zu Gott zurückkehrt, ist ein Licht
frei geworden für die Berufung eines anderen Wesens – für den
Menschen. »*Der Abfall Luzifers und seiner Engelschar führte zur
Erschaffung und Berufung des Menschen, zur Anbetung und Hingabe
an Gott.*«[74]

> **Wir entscheiden: An welchen Sternen orientieren wir uns?
> Lichterfüllte Vorbilder? Sterne, die unerreichbar erscheinen
> und ungreifbare Lichtkörper bleiben, oder gefallene Sterne,
> die scheinbar in allen Farben schillern, doch in Wirklichkeit die
> Dunkelheit nähren?**

DEIN LICHT LEUCHTET

Gestalte Worte oder ein Bild: »Stern, der in unsere Welt
leuchtet«. Trau dich, dein persönliches Glaubensbekenntnis
zu formulieren! Lass dein Licht leuchten!
Vielleicht gibt der folgende Text, ein Glaubensbekenntnis von
Jugendlichen, dir Anregungen.
Wir glauben an Dich, Gott, du Schöpfer des Lichtes: Du gabst
uns die Sonne für den Tag und den Mond und die Sterne für
die Nacht. Ohne Licht könnte auf der Erde nichts wachsen.
Wir Menschen brauchen das Licht zum Leben.
Wir glauben an Dich, Jesus Christus, der Du das Licht der
Welt bist: Du bist unter einem besonderen Stern geboren und

hast das Leben vieler Menschen heller gemacht. Deine Liebe zu den Menschen ist wie das Licht, das in jede finstere Ecke dringt und sie erleuchtet.
Wir glauben an Dich, Heiliger Geist, mit der Kraft des Feuers: Du entzündest in den Menschen Funken der Hoffnung, des Glaubens und der Liebe. Du bringst uns in Bewegung mit Deinem Feuer, das niemals erlischt. Amen.[75]

Wann immer wir uns kraftlos fühlen, können uns Grünkraft und Licht mit unserem Glauben verbunden neue Wege aufzeigen.
→ Siehe die Impulse in diesem Buch, 7. Weg, S. 104, S. 109.

Leben in Beziehung

Im Verhalten der einzelnen Menschen wird sichtbar, für welchen Weg sie sich entschieden haben. Hildegard benennt nicht nur die positiven Seelenkräfte, mit denen ich die Nähe zu Gott stärken kann, sondern auch die Laster, die mir eine Last sind. Lasten führen, wie auch Krankheiten, zu einem Weg der intensiven Begegnung mit Gott, der um uns wirbt. Fehlt die Beziehung zu Gott, so nennt Hildegard dies »Gottvergessenheit«.

»Gott ist nur Liebe./ Wagt, für die Liebe alles zu geben./ Gott ist nur Liebe./ Gebt euch ohne Furcht« lautet ein zeitgenössisches Lied aus der *Communauté de Taizé*.
→ https://www.youtube.com/watch?v=TE5WpHokIOo

Gott ist nur Liebe – diese Erfahrung des Glaubens hat Hildegard bereits in ihrer Zeit in der Kommunikation mit den Menschen umgesetzt, und sie hatte große Wirkung. Hildegard war ein Kommunikationstalent! Sie pflegte Beziehung mit vielen Menschen ihrer Umgebung, doch auch mit Menschen aus aller Welt durch ihren Rat und ihre Briefe. Faszinierend ist der Dialog, den Hildegard mit Gott, den Menschen, der Natur führt, auch in Briefform. Sie pflegt eine neue Kommunikationsform, die in ihrer Dimension tatsächlich schon zu Lebzeiten überaus außergewöhnlich ist.

> *»Pflege das Leben, wo du es triffst!« ist ein Satz, den Hildegard lebt und damit eine Rolle als Netzwerkerin wahrnimmt.*
> *Kann Hildegards Vorbild für mich eine Quelle für neue Wege werden?*
> *Jedes Alter hat dafür Charme und Chance (zum Beispiel durch Briefeschreiben)*

Ein echter »Schatz«, um die Persönlichkeit Hildegard zu entdecken, sind die 390 Briefe, die sie geschrieben hat. Schwester *Walburga Storch*, die Übersetzerin ihrer Briefe, weiß darum: »Erst die jüngere Forschung förderte das weit gespannte Netz von Beziehungen zu Tage, das die Äbtissin und Gründerin der Klöster Rupertsberg und Eibingen mit ungezählten Persönlichkeiten ihrer Zeit pflegte.« In klarer, unverblümter Sprache stellt Hildegard eine unerbittliche Diagnose der inneren Verfasstheit ihrer Briefpartner und spart auch nicht mit Kritik am Zeitgeschehen. Insbesondere in den zahlreichen Anfrageschreiben an das »Orakel Gottes« spiegelt sich auch die Faszination wider, die von Hildegard auf ihre Zeitgenossen ausging.[76]

»Als Gott den Menschen schuf, schloss er seine verborgenen Geheimnisse in ihn ein, und so erkennt ihn der Mensch mit dem Auge des Glaubens.

Hildegard ist wie eine Wegweiserin zurück zum Glauben. Sie zeigt praktisch auf, dass Glaube mit allen Sinnen erfahren werden möchte. Ihre Visionen sieht sie bei wachen Sinnen und nicht in einem tranceartigen oder »entrückten« Zustand. Gott bietet dem Menschen, seinem Volk, Wege an, die Hildegard im biblischen Weg erkennt.[77]

Hatte Hildegard ein Vorbild für ihre Weise, die Gottesbeziehung zu gestalten, und für ihr kommunikatives Handeln mit den

Menschen? In meinen Forschungen habe ich für mich eine klare Antwort gefunden: Ich glaube, es ist Gott selbst, der Hildegard durch die Visionen belehrt, denn was die Priester und die Mächtigen der Kirche ihrer Zeit verkünden, unterscheidet sich deutlich von der Botschaft und den Inhalten, die Hildegard predigt. Welchen Weg hat Hildegard gewählt? Den Weg über Gott zu den Menschen? Oder den Weg über den Menschen zu Gott?

Hildegard war mit beiden Wegen vertraut: dem Weg über Gott zu den Menschen und den Weg vom Menschen zu Gott. Vielleicht hat sie die Dimension der *Dreiheit in der Einheit* in jeder Begegnung gesehen. Woran erkennen wir diese Form des *Tri-Logos*? Hildegard beschreibt in der Art, wie sie Visionen empfängt, dass sie zu jeder Zeit mit ihren äußeren und inneren Sinnen präsent ist. Sie versteht sich als Medium und behält die Weisheit, die sie empfängt, nicht für sich, sondern ermutigt jeden Menschen, mit seinen Begabungen diese Weisheit zum Ausdruck zu bringen. In schöpferischer Weise geschieht dies im Wort, in visionären Darstellungen, in der Schönheit der Künste. Hörbar und sichtbar wird dies durch die Lieder und Kompositionen, die wir aus den Klöstern Hildegards und aus ihrer Feder erhalten haben. Hildegards Wunsch zur Reform der Kirche war von der befreienden Botschaft Jesu, des Christus, beseelt. Ganz durchdrungen von der Beziehungsdichte des drei-einen Gottes ist die Verbindung von Gott und Mensch für Hildegard natürlich gegeben. Unberührt davon bleibt die menschliche, gottgegebene Freiheit, sich auch gegen Gott zu entscheiden zu können. Der Mensch entscheidet, woher er seine Kräfte nährt. Über die »Laster«, die krankmachenden Kräfte, kommt der Mensch in ein Ungleichgewicht, zum Beispiel über Zorn, Verbitterung, Schwermut, Neid, welche Schmerzen bereiten können. Werden diese Beschwerden verdrängt, ist eine Verstrickung in krankmachende Prozesse unvermeidbar.

Hildegard weiß um die heilenden Seelenkräfte wie zum Beispiel Mitgefühl, Gottvertrauen, Großherzigkeit und Lebensfreude, deren Wirkung durch Heilmittel und Entscheidungen im Alltag angeregt werden können.

Hildegard war nicht frei von Zweifel und betont, wie wesentlich ihre Verbindung zu Jesus Christus ist, weil diese erlösende Dimension menschlich erfahrbar ist. Diese personale Verbindung ist wie ein Tor zum Glauben und eine Grundlage für die Begleitung so vieler Menschen. »Pflege das Leben, wo du es triffst.«

Leben in Gemeinschaft

Die Grundregeln, die der Ordensgründer Benedikt aufgestellt hat – bete und arbeite –, sind für Hildegard wichtige Pfeiler im Tagesrhythmus. Sie lebte in der Gemeinschaft der Schwestern und in der größeren Gemeinschaft der Christ*innen ihrer Zeit. Sie kennt nur *eine* Kirche und noch keine konfessionelle Spaltung. In ihren Briefen zeigt sich, wie sie von vielen Klöstern und Gemeinschaften um Rat gefragt und angeschrieben wird. Sie mahnt alle Würdenträger, Bischöfe und Priester und übt Kritik an den Missständen in der Kirche ihrer Zeit und dem Verhalten der Verantwortlichen.

Auf dem Disibodenberg machte Hildegard die Erfahrung, dass Abt Kuno sie als Besitz betrachtete. Ihr Weggang vom Disibodenberg bedeutete für ihn einen wirtschaftlichen Einbruch und einen Machtverlust, weil er keinen Profit aus der Ratgeberin Hildegard für sein Kloster und dessen Infrastruktur mehr ziehen konnte. Hildegard wehrt sich dagegen, in diesem Sinne als Ordensfrau und Frau »missbraucht« zu werden, und kritisiert in einem späteren Brief den Umgang wie folgt: »*O Vater in Person! O wie gerne sage ich das, damit du tatsächlich ein Vater seiest! ... Und einige aus der Schar deiner Brüder knirschten über mich wie über einen Unglücksraben und wie über ein schreckliches Untier, und sie spannten ihren Bogen gegen mich, damit ich vor ihnen fliehe. Doch ich weiß wirklich, dass Gott mich wegen seiner Geheimnisse von diesem Ort entfernt hat; denn meine Seele wäre durch seine Worte und Wunder so erschüttert worden, dass ich vor der Zeit gestorben wäre, wenn ich dort geblieben wäre.*«[78]

Hildegards Wege zu den Menschen waren nicht durch die Kirche als Organisation oder den Kirchenraum begrenzt. Ihre Predigten hat sie auf den Marktplätzen der Städte gehalten, und ihre Briefe sind in ihrer Kritik und ihren Anregungen genauso an weltliche Herrscher gerichtet gewesen. Briefe an Päpste, Bischöfe und Äbte, an Kaiser Barbarossa, Könige und weltliche Personen. Hier sehe ich das Potenzial der Kirchenlehrerin Hildegard von Bingen für die Kirche heute. Tatsächlich hat die Kirche als Gemeinschaft Hildegard Kontakte ermöglicht und sie durchaus in ihrem Netzwerk bestärkt und bestätigt. Hildegard wird von den Menschen ihrer Zeit »Posaune Gottes« genannt. Wir stellen sie heute in den Rang einer Prophetin Gottes, die in ihrer Zeit vieles vorausgesehen hat, wie man rückblickend feststellen kann. Sicher bin ich mir, dass Hildegard wortführend und unterstützend bei der »Aktion Maria 2.0« auf Marktplätzen als auch in den Kirchen predigen würde.

> **MARIA 2.0**
> **Welche Rolle hatte Hildegard in der Kirche? Prophetin, Mahnerin, Begründerin einer neuen Form des benediktinischen Weges?**
> **Wo wäre heute der Platz von Hildegard in der Kirche? Wo wäre ihr Kloster …? Würde sie heute im Kloster leben?**
> **Hildegard nutzt die Schifffahrt auf dem Rhein und die Fortbewegungsmittel Pferd und Eselskarren zur Verbreitung ihrer Botschaften: Welche Kanäle und Medien unserer Zeit würde Hildegard heute nutzen?**
> **Welche Rolle sehe ich für mich selbst in Kirche und Welt?**

Bereits zu Lebzeiten wird Hildegard als Seherin und Prophetin oft befragt. Die »einfachen« Menschen sind von ihrer Gabe überzeugt und brauchen keine Bestätigung durch eine kirchliche Heiligsprechung. So wird keiner der angefangenen offiziellen Heiligsprechungsprozesse je zu Ende geführt. 2012 wird Hildegard ohne den üblichen Prozess in den Heiligenkalender der

katholischen Kirche aufgenommen und als »Kirchenlehrerin« von
Papst Benedikt XVI. anerkannt. Ist ihre prophetische Botschaft
damit auch in der Kirche gehört worden? Ich sehe die Zeichen
der Zeit, die für einen Wandel reif sind, der mit dem Wissen der
Seherin leichter zu bewältigen ist.

**Prophetin Hildegard – Posaune Gottes und »Sprachrohr«
der Menschen?**
Welche Botschaft höre ich? Welche Worte sende ich aus?
**Wie könnten Hildegards Worte heute auf fruchtbaren Boden
fallen und wertvoll sein, um einige Briefe an Persönlichkeiten
unserer Zeit zu schreiben?**
Wem möchte ich einen Brief schreiben? Bin ich mutig?

9. Weg
Dein Weg – unverwechselbar, kostbar und wertvoll
»Wir müssen auf die Stimme unserer Seele hören, wenn wir gesunden wollen«

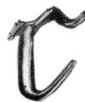

> F wie Friede. Als *falschin* (Seher) übernimmt der Mensch mit seiner Intuition Verantwortung für seinen Weg.

Gehst du neue Schritte, so entsteht ein Weg, einer der vielen Wege, die gesund sind für Erde und Mensch – oder krank machen. In unserem Berufsfeld, in der Familie, in jedem individuellen Weg kann Hoffnung entstehen ...

An Wegkreuzungen Entscheidungen treffen, Verantwortung übernehmen, indem ich Weitsicht und Werte verbinde, achtsam neue Wege suchen. Schau genau hin: Oft braucht es keinen ganz neuen Weg, nur die Alternative zur Autobahn. Nicht schneller, effizienter, mit mehr Kraft, sondern gemeinsam, im rechten Maß, sodass man sich unterwegs austauschen und nähren kann.

Hildegard wusste: Der Weg entsteht im Gehen. Zum Beispiel der Umzug ins unvollendete Kloster auf dem Rupertsberg. Die Entscheidung zum Wagnis, den Disibodenberg zu verlassen, eröffnet ihr und ihren Mitschwestern neue Wege. Durch die Anbindung des neuen Klosterstandorts an die Seiden- und Gewürzstraße entstehen Kontakte weltweit, nicht nur innerhalb der Kirche. Der gute Wille bei Hildegard ist die Absicht und damit die Intention für die Entwicklung des Guten. In diese Verantwortung ist der Mensch gestellt, doch nicht allein, so sagt sie in ihrem »Buch der Lebensverdienste« (Liber vitae meritorum): »*Gott wird dem Menschen guten Willens geben, um was er bittet. Denn das gute Wollen ist vor Gott ein äußerst süßer Duft.*«

Bitten zu lernen und Hilfe anzunehmen von Engeln, Menschen und Heilkräutern ist dabei eine Herausforderung, aber es schenkt Wohlgeruch und »süßen Duft« im Leben. Das wird für mich deutlich im Bild des »Engels der Grünkraft« der Hildegard-Pflanzen von *Christine Schramm*.

Dein eigener Lebensweg, deine Erfahrungen verändern die Sicht und die Wege von Menschen. Mich ermutigen die Erfahrungen, wenn ich hinhöre, was mein eigener Körper mir erzählt: Wo freue ich mich an meiner Schönheit und Einzigartigkeit? Wo spüre ich Schmerzen? Was wollen sie mir sagen? Sind sie ein Ausdruck, wie die Seele nach einer neuen Kraft sucht und der Geist sich neu orientiert?

→ *Wenn wir uns orientieren an Hildegards Empfehlungen in ihren Schriften »Ursprung und Behandlung der Krankheiten« (Causae et curae), »Heilsame Schöpfung« (Physika) und »Wisse die Wege« (Scivias), dann steht uns ein großer Schatz an Wissen zur Verfügung für unseren Alltag.*

Alle Dinge die aus der Weisheit hervorgehen, sind wie ein reiner, erlesener Schmuck und ihr Wesen leuchtet und blitzt glänzend auf.

Christine Schramm, Engel der Grünkraft

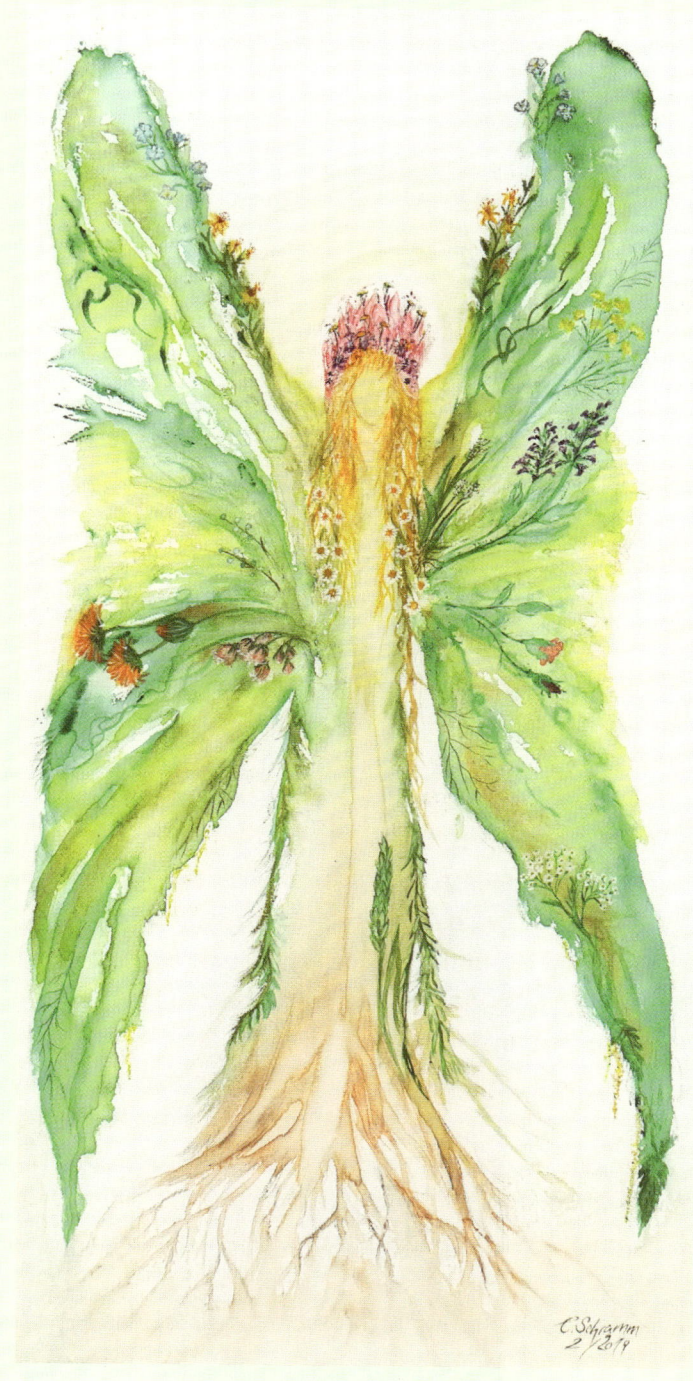

Liebende Aufmerksamkeit

Dieses Kapitel gibt dir die Möglichkeit, in Worten und durch Schreiben deinem Weg nachzugehen, dein Leben in den Blick zu nehmen. Du kannst deinen Lebensweg neu aufschreiben oder kreativ mit Farben deinen Lebensweg ins Bild bringen und deinen sozialen Kosmos anschauen. Beginne mit dem heutigen Tag, er ist einmalig und ein Teil deines Lebens und noch ganz neu!

GEBET DER LIEBENDEN AUFMERKSAMKEIT
Dankbar zu sein, so sagt Schwester Hiltrud am Schrein Hildegards in Eibingen, macht uns Menschen aus. Wir können Dankbarkeit leben mit unserem Verstand und ausdrücken auf mannigfache Art. Erkenntnis schenkt mir die folgende Übung am Ende eines Tages. Sie stammt von *Ignatius von Loyola* (1491–1556). Ich habe sie bereits mit zwanzig Jahren kennengelernt, und sie ist mir bis heute wertvoll. Sie hilft mir dabei, »aufgeräumter« in die Nacht und damit auch in den Schlaf zu gehen.

1. Ich nehme mir 10 bis 15 Minuten Zeit und suche mir einen ungestörten Platz, wo ich körperlich zur Ruhe komme.
2. Ich danke Gott, der Weisheit Liebe, dass ich sein Geschöpf, sein Kind bin und für seine Gegenwart heute.
3. Ich bitte Gott um das Gelingen, diesen Tag ehrlich anzuschauen.
4. Ich gehe geistig durch den Tag. Erinnere mich – ohne zu werten – an meine Tätigkeiten, Begegnungen, Gefühle. Gedanken. Wo empfinde ich Freude und Trost? Wann spürte ich Glück und Erfolg? Wo war ich in Ärger oder Unzufriedenheit? Was war schmerzlich oder enttäuschend? Ohne Urteil – nur hinschauen.
5. Ich spreche mit Gott: Ich danke für alles, was gut und gelungen war. Ich bitte um Trost oder Versöhnung für das,

was dunkel oder belastend ist/war. Ich vertraue mich mit allem Gottes großer Weisheit-Liebe an.
6. Ich schaue auf den nächsten Tag: Was liegt vor mir? Ich vertraue Gott meine Hoffnungen und Befürchtungen an.
7. Ich bete ein Vaterunser oder lese einen Segenswunsch.

Auf diese Weise kann ich den Tag auch mit meinem/r Partner*in, einer Freundin, einer Schwester, einem Bruder, sogar am Telefon abschließen. Dann gibt es stille Zeiten, wo jede*r mit Gott im Gespräch ist, und den gemeinsamen Abschluss durch ein Gebet oder Lied. Jede*r kann seinen Tagesrückblick auch vorlesen, so wird es leichter: »Wo zwei oder drei in meinem Namen versammelt sind, da bin ich mitten unter ihnen ...« (Die Bibel: Matthäusevangelium 18,20). Ich glaube, dass dies auch spürbar ist, wenn wir uns miteinander verbinden.

> *Was hat mich von Hildegards Weg zu Gott und zu den Menschen berührt? Erkenne ich einen Weg, der mir durch die acht Wege dieses Buches erschlossen wurde?*
> *Welcher Weg hat mich besonders angesprochen?*
> *Welche Impulse sind für mich besonders wichtig geworden?*
> *Habe ich ein Ritual gefunden für mich?*
> *Wo bin ich aufgebrochen zu neuen Ufern, neuen Zielen?*

Meine Notizen zum 1. Weg

Zuerst empfangen, dann geben. Die Freiheit wahrnehmen. Unterschiedliche Wege anschauen. Ich wähle, was mich stärkt im Leben.

Meine Notizen

Meine Notizen zum 2. Weg

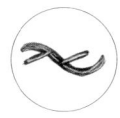

Essen und Lieben: Entscheiden – mit der Gabe der Unterscheidung. Das Heilsame für Körper, Geist und Seele.

Meine Notizen

Meine Notizen zum 3. Weg

Meinen eigenen Rhythmus prägen mit Aktivität, Sport, Pausen und Ruhe-Zeiten. Der Stille und dem Gebet dabei Raum schenken.

Meine Notizen

Meine Notizen zum 4. Weg

Vier Ideen/heilsame Mittel in der Tasche haben, die mir Freude schenken und die gute Stimmung fördern. Botschafter*in der Freude werden in meinem nächsten Umfeld.

Meine Notizen

Meine Notizen zum 5. Weg

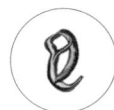

Bewusst essen und fasten aus Liebe zu den Organen und zur Reinigung von Leib und Seele. Raum nehmen zum Atemholen und Lauschen nach innen.

Meine Notizen

Meine Notizen zum 6. Weg

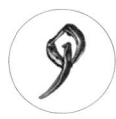

Kraftorte finden und damit Orte des Rückzugs und der Regeneration kennen. In der Gruppe Stärkung und Gemeinschaftssinn erleben und annehmen, zum Beispiel in der Gemeinde, beim Pilgern, auf Reisen.

Meine Notizen

Meine Notizen zum 7. Weg

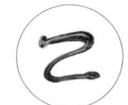

Grünkraft und Leuchtkraft (Licht) wahrnehmen, annehmen und weitergeben. Mit der Schöpfung verantwortlich und achtsam umgehen und diese bewahren für die nächsten Generationen.

Meine Notizen

Meine Notizen zum 8. Weg

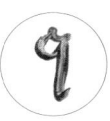

Gelingende Kommunikation pflegen mit Menschen und mit Gott. Zulassen, dass neue Wege entstehen, die andere Formen von Gemeinschaft entstehen lassen.

Meine Notizen

Meine Notizen zum 9. Weg

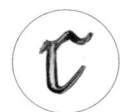

Geh deinen Weg – schreibe auf, was du siehst und was du hörst! »Du Prophetin, du Prophet, der Friede sei mit dir!«

Meine Notizen

Anregungen für deinen Weg

- Über die Wirkung von Heilmitteln reden und heilsame Erfahrungen weitersagen.
- Heilungsgeschichten erzählen, damit viele Menschen heilsame Wege finden in krankmachenden Verstrickungen.
- Die aufgeschriebenen Geschichten gerne schicken an: www.annetteheizmann.de
- Erzählen von Versöhnungswegen, Aktionen, die bewegen. Vertrauen, dass Gott diese Erde und seine Schöpfung nicht verlässt.
- Kindern und Erwachsenen dieses Vertrauen weitergeben und sie ermutigen, ihren eigenen Weg zu gehen.
- Selbst Beispiel, Vorbild werden durch die eigene Persönlichkeit. Darauf vertrauen, dass ein erfülltes Leben – so wie das von *Hildegard von Bingen* – wertvolle Spuren hinterlässt.

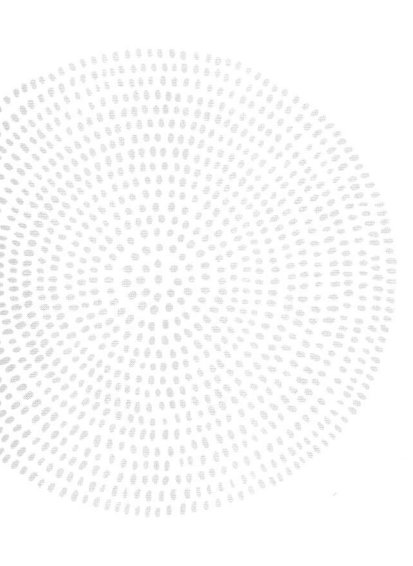

Ein Brief an Hildegard
oder Über ihr Leben

Liebe Hildegard,

unerwartet nah bist Du mir. Intensiv seit zwölf Jahren und heute besonders, weil ich auf deinen Lebensweg schaue. 840 Jahre unserer Zeitrechnung sind bereits vergangen, seit du »himmlisch bist«, gestorben am 17. September 1179. Wir können Dein Leben im Rückblick sehen und Deine Begabungen, die Du entwickelt hast, und erkennen, dass Du in vielen Bereichen als geniale Frau geehrt wirst: Naturforscherin, erste deutsche Ärztin, Architektin, Komponistin, Edelsteinheilkundige und Kirchenlehrerin.

»Wie viele Generationen haben seither gelebt und sind bereits ewig?«, wie du es ausdrücken würdest ... Wir können heute aus der Adlerperspektive und mit dem Milanblick auf Deinen Lebensweg wie eine Landschaft schauen. So erzähle ich aus Deinem Leben, sicherlich subjektiv ...

Geboren 1098 als zehntes Kind der Edelfreien *Hildebert* und *Mechthild von Bermesheim* in Rheinhessen wird Hildegard als lebhaftes und neugieriges Kind beschrieben. Sie ist viel in der Natur unterwegs, und bereits da hat sie die Schau des lebendigen Lichtes: *»Die Kraft aber und das Geheimnis verborgener wunderbarer Schauungen hatte ich schon seit meiner Kindheit, d. h. seit jener Zeit, als ich fünf Jahre alt war, bis in die Gegenwart auf wunderbare Weise in mir verspürt, wie auch jetzt noch.«*[79]

Hildegard wird bereits 1106 *Jutta von Sponheim*, einer gebildeten Ordensfrau, anvertraut, die in einer Klause auf dem Disibodenberg dem großen Benediktinerkloster angegliedert ist – auch heute noch ein Ort, wo die Ewigkeit erfahren werden kann. Die Natur hat sich mit einem herrlichen Baumbestand diesen Platz zurückerobert. Heute stehen wir in einer Freilicht-Kathedrale mit Zugang zum Kreuzgang, der zum Himmel offen ist und Weite atmet.

Von Allerheiligen 1112 an lebt Hildegard hier mit Jutta von Sponheim und einem weiteren Mädchen und wird in der benediktinischen Ordensregel, der Liturgie und den »freien Künsten« unterrichtet (dazu zählten seit der Antike Grammatik, Rhetorik, Logik, Arithmetik/Zahlenkunde, Geometrie, Musik und Astronomie). 1114 erhält sie im Alter von sechzehn Jahren den Schleier und wird Benediktinerin. Für Hildegard ein Freibrief, der nur wenigen Frauen, die alle adelig sein mussten, offenstand. Die Gemeinschaft um die Reklusin Jutta wächst. Jutta von Sponheim stirbt 1136 und der Abt vom Disibodenberg bestimmt Hildegard zur Äbtissin. Hildegard fordert eine Wahl für alle Schwestern. Bis jetzt war sie eine von ihnen, also soll die Entscheidung der Schwesternschaft gehört werden. So findet die Wahl im Kloster statt, und Hildegard wird *magistra*, »Meisterin«, mütterliche Lehrerin der kleinen Schwesterngemeinschaft. Alle Schwestern sind zum Glauben an den barmherzigen Gott aufgerufen: Hildegard unterbindet Selbstkasteiung durch übermäßiges Fasten, Züchtigung und »Bußopfer«, wie ihre geliebte »Mutter Jutta« dies praktiziert hatte.

1141 ist Hildegard bereits 42 Jahre und sieben Monate alt, als sie beginnt, mit *Propst Volmar von Disibodenberg*, ihrem Beichtvater, über die visionäre Schau und den Auftrag zu sprechen: »*Rede also von diesen wunderbaren Dingen, und schreibe sie, auf diese Weise belehrt, nieder und berichte sie!*« So hört sie die Stimme sagen, die vom Himmel spricht. Die Angst Hildegards, dass sich dadurch eine teuflische Macht oder eine Krankheit in ihr meldet, ist groß. Volmar ist aus Hildegards Sicht eine echte, von Gott bestimmte Hilfe: »*Und er [Gott] hat einen gefunden und liebgewonnen (Volmar),* weil er erkannte, dass er ein zuverlässiger Mensch war und ihm ähnlich in dem Teil dieser Arbeit, die sich auf MICH [Gott] bezieht ... damit meine verborgenen Wunder offenbart wurden.«[80]

Gott stellt Hildegard einen Wegbegleiter an die Seite, der sie ermutigt, stärkt und an ihren Aufgaben Teil hat. Im Zweifel und Argwohn wird Hildegard krank: »*So legte ich endlich, bedrängt von vielen Krankheiten, Hand ans Schreiben nach dem Zeugnis einer jungen Adligen mit guten Sitten (Richardis von Stade) und jenes Mannes, den ich, wie bereits erwähnt, insgeheim gesucht und gefunden hatte.*«[81] Die Intensität und Beständigkeit dieser Beziehungen zu Volmar und zu ihrer Mitschwester *Richardis von Stade* ist entscheidend für das Verfassen des ersten Werkes: *Scivias*, »Wisse die Wege« (1141–1151). In dieser Zeit entstehen ebenfalls bereits Lieder und ein Mysterienspiel.

1146 schreibt Hildegard an *Bernhard von Clairvaux*, den Reformator des Benediktinerordens (1090–1153), von dessen Spiritualität sie hörte. Sie glaubt, er könne sie und ihren visionären Auftrag verstehen. Tatsächlich wird er eine wichtige Rolle spielen (als Fürsprecher) bei der Synode zu Trier, als Papst Eugen III. über das Schicksal der Nonne Hildegard entscheidet. Nach dem Bericht der päpstlichen Kommission, die Hildegard auf dem Disibodenberg besuchte, entbrennt eine Diskussion, ob es sich bei Hildegard um eine »Ketzerin« oder eine »Auserwählte von Gott« handele. Papst Eugen III. bestätigt die visionären Schriften Hildegards. Damit ist die »Seherin« vom Disibodenberg legalisiert und steht unter dem Schutz des Papstes.

Dies reicht jedoch nicht aus. Hildegard spürt die zwiespältige Haltung von Abt Kuno auf dem Disibodenberg: Zum einen ist Hildegard eine Berühmtheit geworden und bringt dem Kloster Zuwachs und materiellen Wohlstand. Andererseits ist ihm die »beliebte« Hildegard mit ihrer Schwesternschar »ein Dorn im Auge«. In dieser Zeit (1147–1149) schreibt Hildegard bereits viele Briefe und weist auf die Missstände in der Kirche hin, bei denen Abt Kuno oder seine Brüder vielleicht Aufklärung befürchteten. »*Einige aus der Schar deiner Brüder tobten gegen mich ... und sie spannten ihre Bogen gegen mich, damit ich vor ihnen fliehe ... so dass ich fast vorzeitig gestorben wäre, wenn ich dort geblieben wäre.«*[82] Hildegard verlässt den Disibodenberg und kauft ein Stück Land auf dem Rupertsberg in Bingen – sie verehrt den hl. Rupert sehr. 1150 zieht sie mit ihren Schwestern in den noch nicht fertiggestellten Bau des Klosters am Rupertsberg.

Hildegard weiß um die Machtverhältnisse ihrer Zeit und ist klug. Sie besucht Friedrich I. Barbarossa in Ingelheim und »erspielt sich« (nach der Legende in einem klugen Zug im Schachspiel) eine Schutzbulle für sich und ihr Kloster. Eine Kopie dieser Schutzbulle ist heute im »Museum am Strom« in Bingen zu sehen. So wird das Kloster am Rupertsberg mitsamt seinen Weinbergen und seinem Garten ein Refugium – auf dem sich Hildegard aber nicht ausruht. Sie wird nicht müde, Briefe an Päpste und Bischöfe, Könige und Privatpersonen zu schreiben. Oft wird sie um Rat gefragt, doch ihre Kritik bringt sie auch ungefragt an den »Mann«: *»Die Gerechtigkeit Gottes müsstet ihr den Leuten zu geeigneten Zeiten mit heiliger Diskretion vor Augen stellen und nicht im Übermaß sie ihnen einhämmern. Das tut ihr aber nicht wegen der Halsstarrigkeit eures Eigenwillens ... Ihr seid Nacht, die Finsternis aushaucht. Ihr solltet eine Wohnstätte sein, die von Weihrauch und Myrrhe duftet und in der Gott wohnt. Aber das seid ihr nicht ... Mit eurem leeren Getue verscheucht ihr aber bestenfalls im Sommer einige Fliegen... und flieht in die Höhle eurer Lust.«*[83]

Hildegards Tage scheinen unerschöpflich zu sein: So entstehen in der Zeit von 1150 bis 1163 die Werke *Physica* (»Heilsame Schöpfung«), *Causae et curae* (»Ursprung und Behandlung der Krankheiten«) und *Liber vitae meritorum* (»Buch der Lebensverdienste«).

Zwischen 1160 und 1163 drängt es Hildegard, durch die Tugenden und Laster, die sie in Dialogform sprechen hört, den Menschen die Weisheit Gottes zugänglich zu machen. Da sie bei den Priestern kein Gehör findet, scheut sie sich nicht, in Mainz und vielen weiteren Orten entlang des Rheins auf den Marktplätzen zu predigen. 1165 gründet Hildegard von Bingen ein zweites Kloster der Benediktinerinnen in Eibingen (oberhalb von Rüdesheim). Die Schwestern dieses Klosters waren keine adeligen Frauen, sondern einfache Bauernmädchen. Hildegard besuchte ihre »Bauerstöchter« einmal pro Woche und kam mit dem Schiff über den Rhein gefahren. Bewundernswert aktiv, diese Frau, trotz Alter, Krankheit und Schwäche ... Die Kirche St. Hildegard in Eibingen wurde auf den Überresten dieses Klosters errichtet. 1900 wurde in den Weinbergen oberhalb des Ortes ein neues Kloster erbaut.

Die letzte Predigtreise 1170 führt Hildegard ins »Schwäbische« nach Maulbronn, Hirsau, Kirchheim unter Teck und Zwiefalten. Die Verbindung zum Abt des Klosters Zwiefalten, mit dem Hildegard in Briefkontakt stand, muss intensiv gewesen sein, sodass sie den langen Weg im hohen Alter auf sich nimmt, um dorthin zu reisen und dort zu predigen, zu wirken und ihre Form des Ordens- und Glaubenslebens zu teilen. Auf dem Weg nach Zwiefalten nutzt sie Klöster als Herberge und lässt keine Möglichkeit aus, auf den jeweiligen Marktplätzen zu predigen.

Nach ihrer letzten Predigtreise wird es stiller um das Leben Hildegards, außer dem *Interdikt*, das Mainzer Prälaten (in Abwesenheit des Bischofs) über ihr Kloster verhängen. Das *Interdikt* ist eine Kirchenstrafe, die Gottesdienste, Gesang und Glockenläuten verbietet. Hildegard kämpft wie eine Löwin gegen diesen Beschluss. Die Begründung, dass Hildegard es sich erlaubt habe, einen aus der Kirche ausgeschlossenen Adligen auf ihrem Friedhof zu begraben, widerlegt Hildegard. Sie könne belegen, dass der Verstorbene nach priesterlicher Lossprechung im Frieden mit der Kirche gestorben sei. Davon rückt sie nicht ab und lässt nicht zu, das Grab von ihrem Klosterfriedhof zu entfernen. 1179 werden die Verbote aufgehoben. Eine letzte Lösung und Klärung wurde so erreicht, bevor Hildegard – die sich selbst als »Feder Gottes« bezeichnete –, erkennt, dass ihr eigener Heimweg zu Gott angebrochen ist.

Ein Wind blies von einem hohen Berg und brachte mit seinem Wehen eine kleine Feder in Bewegung, die aus sich selbst heraus keinerlei Fähigkeit zum Fliegen besaß, sondern diese nur durch den Wind empfing. Zweifellos veranlasste dies der allmächtige Gott, um zu zeigen, was er durch ein Wesen, das von sich aus nicht das Geringste sich zutrauen würde, zu wirken vermag.

So stirbt sie am 17. September 1179 und kehrt zurück in Gottes Schoß der Liebe und Weisheit. Ihr zur Ehre und uns zur Freude singe ich ein Lied und empfinde dabei tiefe Dankbarkeit auf ewig:

Feder
Feder - tanzt im Wind
Feder - wo meine Sehnsucht singt
Feder - nimm mich mit auf die Reise
Feder - leicht und frei
Feder - Träume ziehn vorbei
Feder - wie hör ich den Ruf meiner Seele?[84]

Hildegard von Bingen erreichte ein Lebensalter von 81 Jahren in einer Zeit, in der die durchschnittliche Lebenserwartung dreißig bis vierzig Jahre betrug. Ihren Schwestern hat sie auf Wunsch von *Volmar* ein Vermächtnis, *Testamentum propheticum*, hinterlassen, veröffentlicht 2016 als Band 10 der Hildegard von Bingen-Werke.

Durch die Jahrhunderte hindurch kam der offizielle Heiligsprechungsprozess der katholischen Kirche, mit dem verschiedene Päpste befasst waren, nicht zum Abschluss. Schließlich stellte *Papst Benedikt XVI.*, als eine seiner letzten Amtshandlungen, 2012 fest, dass die jahrhundertelang verehrte Hildegard von Bingen (auch ohne formelle »Heiligsprechung«) zu den Heiligen der Kirche zähle, und anerkannte sie darüber hinaus als »Kirchenlehrerin«, die vierte (europäische) Frau, die diesen Titel der katholischen Kirche trägt.

Hildegards Leben – und heute: deine Wegbegleiterin?

Lingua ignota
Der »Unbekannten Sprache« auf der Spur

Ist Hildegard von Bingen die Erfinderin der ältesten Geheimsprache *(Lingua ignota)*? Hat Hildegard von Bingen die erste Geheimschrift *(Litterae ignotae)* mit ihrer Feder als weiteres Zeichen ihrer Begabungen hinterlassen? In deutscher Sprache finden wir das »Wörterbuch der unbekannten Sprache« *(Lingua ignota)*, herausgegeben von der Basler Hildegard-Gesellschaft 1986. Eine gesprochene Sprache und Handschrift aus dem 12. Jahrhundert, die noch erforschbar ist? Würde meine eigene Handschrift, von heute aus gedacht, nach 840 Jahren noch lesbar und auffindbar sein?

Forschungen zu Hildegards »Unbekannter Sprache« und »Unbekannter Schrift«

Die *Lingua ignota*, übersetzt: die »unbekannte Sprache«, findet sich in drei Handschriften mit dem Hinweis: *Lingua ignota per simplicem hominem Hildegardem prolata* (»unbekannte Sprache gesprochen von einer einzelnen Person Hildegard«). Weitere Personen müssen an dieser Sprache beteiligt gewesen sein, da *Volmar*, der Beichtvater, sie erwähnt, als er Hildegard um ein Vermächtnis bittet. Volmar fragt, wer dann nach Hildegards Tod noch die *lingua ignota* spreche.[85] Die Lingua ignota umfasst 1011 Wörter (meistens Substantive oder Adjektive), die nach Sachgebieten geordnet sind. »Über fast jedem Wort ist eine Übersetzung hingeschrieben, und zwar in der Regel eine lateinische, bei einem Teil auch eine deutsche, in einigen Fällen sowohl eine lateinische als auch eine deutsche. Man hat den Eindruck, dass zuerst die Wörter der unbekannten Sprache diktiert und darauf die Übersetzung beigefügt wurde«.[86]

Die Gliederung der Unbekannten Sprache nach Sachgebieten kann wie folgt dargestellt werden: »Die Handschrift C ist in sechs Klassen eingeteilt, die Handschrift A in 15: I. Gott, Engel, Heilige Mensch, Sippe. II. Körperteile, 10 Krankheitsnamen (wahrscheinlich alles Hautkrankheiten). III. kirchliche Verhältnisse, kirchliche Geräte, Kirchendiener, Kleidung, weltliche Stände. IV. Tages- und Jahreszeiten. V. Kleidungsstücke. VI. Hausgeräte, diverse Geräte, Bäume und Pflanzen, Vögel und andere fliegende Tiere.«[87] Spannend ist, dass diese Sprache einen Zusammenhang mit dem medizinischen Buch »Heilsame Schöpfung« (*Physika*) hat: durch die Körperteile und Krankheiten, die benannt werden sowie die Pflanzen, Bäume und Vögel und Flugtiere. »Wird die unbekannte Sprache aber als visionär anerkannt, dann ist das indirekt ein weiterer Beweis für den visionären Charakter des medizinischen Buches«, schreiben Portmann und Odermatt.[88]

Nehmen wir diese Forschung ernst, dann ist das ein weiterer Hinweis, dass die *Physika* zum Erbe Hildegards gezählt werden müssen. (*Physica* und *Causae et curae* waren nicht in der Ausgabe der Werke Hildegards enthalten, die noch zu ihren Lebzeiten beziehungsweise kurz nach ihrem Tod erarbeitet wurde und seit dem Zweiten Weltkrieg verschollen ist. Die Schriften werden jedoch in ihrer Vita erwähnt und sind in Abschriften erhalten.)

Neben der »Unbekannten Sprache« (*Lingua ignota*) finden wir in den oben angeführten Handschriften auch eine »Unbekannte Schrift« (*Litterae ignotae*) aus Hildegards' Feder. Die Schriftzeichen dieser *Litterae ignotae* bestehen aus 23 Buchstaben; im Vergleich zu unserem (lateinischen) Alphabet gibt es keine Entsprechungen zu j, v und w.

Hinter Glas habe ich im »Wiesbadener Kodex« diese Schriftzeichen gesehen. Der neugierige Forschergeist in mir würde gerne einmal das unsagbar dicke Buch des Kodex direkt anfassen und erkunden. Natürlich ist dies nur Wissenschaftler*innen vorbehalten.

→ *Zum Forschungsstand über Hildegard von Bingen:*
  https://www.hildegard-akademie.de/wissenswertes.html

Die beiden Forscherinnen *Schwester Marianna Schrader* (1882–1970) und *Schwester Adelgundis Führkötter* (1905–1991) kommen 1956 nach intensiven Forschungen zum gleichen Schluss wie *Marie-Louise Portmann* und *Alois Odermatt*, die Herausgeber des »Wörterbuchs der unbekannten Sprache« der Basler Hildegard-Gesellschaft, 1986: »Lingua Ignota und Litterae ignotae sind nach diesen Darlegungen als echt erwiesen, wenngleich die Lingua ignota philologisch bis jetzt ungeklärt ist.«[89]

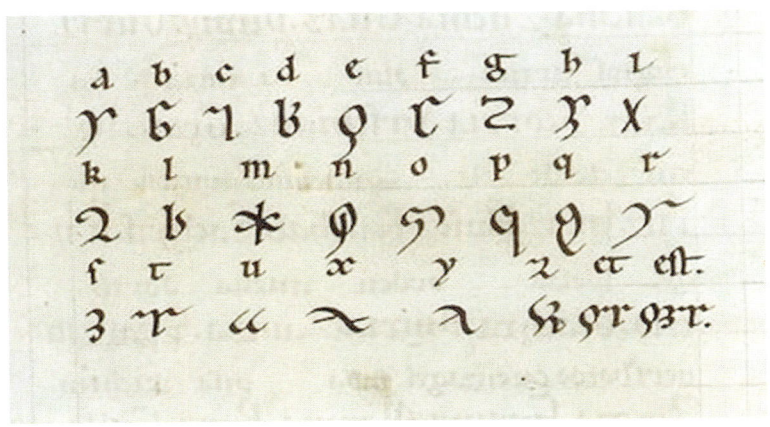

Auf der Internetseite des Fachbereichs Mathematik und Informatik der *Universität Freiberg* findet sich unter der Überschrift »Künstliche Alphabete und Sprachen« ein Eintrag zu Hildegards *Lingua ignota*.

→ http://www.mathe.tu-freiberg.de/~hebisch/cafe/kryptographie/morus.html

Dort heißt es: »Die älteste bekannte künstliche Sprache mit eigenen Schriftzeichen erfand wohl Hildegard von Bingen.« Die Abbildung (S. 165) zeigt die Reihung der Schriftzeichen nach dem lateinischen Alphabet (oberhalb der Hildegard-Schriftzeichen). In ihrer Schrift *Lingua ignota per simplicem hominem Hildegardem prolata* sind die Wörter ihrer »unbekannten Sprache« in diesen Schriftzeichen zusammengestellt. Umgeschrieben in lateinische Schriftzeichen, ist »aigonz« zum Beispiel das Wort für Gott, »inimois« das Wort für Mensch und »limzkil« das Wort für Kind.

Sprach-Erfindung und Kreativität

Neben der Erforschung der Echtheit dieser Erfindung Hildegard von Bingens bleibt für mich die spannende Frage nach dem Warum: dem Sinn dieser Sprache und dieser Schrift Hildegards in ihrer Zeit. Gehören die Schriftzeichen zu einer Geheimsprache? Sind Sie Ausdruck der »Unfassbarkeit« der Botschaft ihrer Visionen und zugleich Kommunikationsweg von Glaubenden, die sich so Hoffnung, Mut und Beständigkeit im Vernetzen »zusprechen« oder schreiben? Jedenfalls begegnen wir in der *Lingua ignota* und der *Litterae ignotae* der schöpferischen Kraft einer Frau im 12. Jahrhundert, die Spuren hinterließ und uns heute noch Rätsel aufgibt, die uns zu neuen Wegen führen können im Erforschen unserer menschlichen Kreativität. *Sarah Higley* legt 2007 in ihrem Buch *Hildegard of Bingen's Unknown Language* (»Die unbekannte

Sprache der Hildegard von Bingen«) sehr eindrücklich dar, wie im Laufe der Geschichte Hildegards Sprache und Schrift Menschen ermutigte, selbstkonstruierte Sprachen (Eingebung oder Fantasie, beides entstammt dem geschaffenen Menschen) aufzuschreiben und ihrer Mitwelt zur Verfügung zu stellen. Denken wir an *J. R. R. Tolkien*, den britischen Schriftsteller und Sprachwissenschaftler (1892–1972), dessen Roman »Herr der Ringe« zu den erfolgreichsten Romanen des zwanzigsten Jahrhunderts gehört. Schon früh dachte der sprachbegabte Autor sich eigene Sprachen aus, am bekanntesten wurden die in seinen Werken verwendeten Sprachen der »Elben«, *Sindarin* und *Quenya*.

Kannte er die Angst, als »Sprach-Erfinder« als Psychopath oder als verrückt eingestuft zu werden? Wie wichtig ist die unbekannte Sprache in seinen Büchern? Erst durch die eigene Wortwahl und die eigenartigen Namen kann der Autor uns mitnehmen in die nicht sichtbare Parallelwelt, die Millionen Leser*innen fasziniert. Alle, die Zugang haben zu diesen Begabungen, möchte ich ermutigen, auch die Botschaft Hildegards in ihrer Kreativität von Sprache und Schrift wahrzunehmen. Ist ihre *Lingua ignota* eine Sprache, die der Seele eine Stimme gibt? Sind ihre *Litterae ignotae* eine Schrift, die lesbar ist für einfache Menschen, die reich an Visionen sind, die auf diese Weise – unabhängig von ihrer Bildung und ihrer gesprochenen oder geschriebenen Sprache – eine andere Weise des Ausdrucks finden?

Die Zeichen der Litterae ignotae – Wegweiser und Ursymbole?

Meine erste Begegnung mit den Schriftzeichen der *Litterae ignotae* hatte ich durch ein Hildegard von Bingen-Symbolkartenset, das ich im Antiquariat entdeckte. Zeichen und Symbole haben seit der Beschäftigung mit dem Werk des Tiefenpsychologen

C. G. Jung (1875–1961) eine tiefe Bedeutung und Sprache für mich, die universal, grundlegend und unabhängig von jeder Literatursprache ist. So habe ich für dieses Buch einzelne Buchstaben aus Hildegards *Litterae ignotae* ausgesucht und jedem der Kapitel, der neun Wege, dieses Buches vorangestellt. Intuitiv ausgewählt haben sie eine ganze Weile meine Meditations- und Kreativzeit bereichert. So sollen die Symbole und Zeichen als Wegweiser dienen und ermutigen, in die Welt der Handschrift Hildegards einzutauchen, um persönlich zu entdecken, welche Schätze verborgen sind im »Hildegard-Code« dieser Schrift.

Welcher Buchstabe lässt dich beim Blättern durch das Buch anhalten in der unaufhaltsamen, rasanten Geschwindigkeit unserer Zeit?
Ein Wegzeichen, um leichter in ein Thema hineinzufinden?
Du bestimmst welcher Buchstabe, welches Zeichen, dich persönlich weiterführt.

Hildegard von Bingen hat viele Briefe geschrieben. Stell dir vor, sie hätte einen Brief an dich geschrieben mit einigen Schriftzeichen, die dir erzählen, wie wunderbar du bist, weil Gott dich unaussprechlich liebt. Als Beispiel, wie emotional Hildegard geschrieben hat, habe ich den Brief an *Schwester Richardis* ausgewählt, die intensiv mit Hildegard lebte und damals als ihre Schreiberin arbeitete und jetzt Äbtissin eines eigenen Klosters war: »*Tochter, höre mich, deine Mutter, die zu dir im Geiste spricht: Schmerz steigt auf. Der Schmerz tötet das Zutrauen und den Trost, den ich an einem Menschen besaß. – Von nun an will ich sagen:* ›*Besser ist es, auf den Herrn zu hoffen, als auf Fürsten Hoffnung zu setzen*‹ *(Ps 117,9). Das heißt, der Mensch soll auf den erhabenen Lebendigen blicken, ohne irgendwelche Überschattung der Liebe und des gebrechlichen Vertrauens, das die nebelhafte Feuchtigkeit der Erde für kurze Zeit hat. Ein Mensch, der so auf Gott schaut, heftet sein Auge wie der Adler auf die Sonne. Und darum soll der Mensch sich nicht nach einer hochgestellten Persönlichkeit richten, die vergeht, wie eine Blüte ab-*

fällt. Das habe ich aus Liebe zu einem edlen Menschen außer Acht gelassen. Nun sage ich dir: Sooft ich auf diese Weise sündigte, wies mich Gott durch irgendwelche Ängste oder Schmerzen auf diese Sünde hin. So geschah es, wie du selbst weißt, auch jetzt um deinetwillen. Und nochmals sage ich: Weh mir Mutter, weh mir! Warum hast du, Tochter, mich wie eine Waise zurückgelassen? Ich habe den Adel deiner Sitten, die Weisheit und Keuschheit, deine Seele und dein ganzes Leben geliebt, sodass viele sagten: Was tust du? Nun sollen alle mit mir klagen, die Schmerz erleiden, der meinem Schmerz gleicht, die aus Gottesliebe solche Liebe im Herzen und in ihrem Gemüt zu einem Menschen trugen, wie ich sie dir gegenüber hegte. Er wurde ihnen in einem Augenblick entrissen, wie auch du mir abwendig gemacht wurdest. Doch der Engel Gottes gehe dir voran, es beschütze dich der Sohn Gottes, und seine Mutter behüte dich. Gedenke deiner unglücklichen Mutter Hildegard, damit dein Glück nicht versiege.«[90] Dieser Brief ist Ausdruck von Trauer und Liebe zugleich und steht für Hildegards ehrlichen Umgang mit ihren ganz menschlichen Gefühlen.

SYMBOLE DES LEBENS

Mit Hildegards Schriftzeichen schreiben
Hildegard von Bingen liebte das Spiel und den Frohsinn. Für alle kleinen und großen ForscherInnen gibt es im Internet eine Seite mit der genialen Funktion, die unsere Worte und Buchstaben in Hildegards Schriftzeichen übersetzt.

→ http://kryptografie.de/kryptografie/chiffre/lingua-ignota.htm

Mit dem Körper abbilden
Nimm die Haltung ein mit deinen Händen, deinem Körper, die das Schriftbild dir zeigt. Spüre mit Fantasie in die Form der Metapher hinein. Kann dies allein schon heilsam sein? Mich und dich herausführen aus einer Einseitigkeit? Zu einer neuen Idee locken?

Schriftzeichen gestalten
Gestalte ein Schriftzeichen auf deine Art und Weise, und es wird einmalig, einzigartig. Du bist die Künstler*in deiner Wege!

Geheimschrift verbindet
Nimm die Zeichen als Geheimsprache mit den Menschen, die durch das Buch mit dir verbunden sind, und erlebe, wie das gemeinsame Lesen und Erkennen mit anderen den eigenen Weg stärkt und bereichert.

»Das Schönste im Leben ist rund« – so auch die Buchstaben der *Litterae ignotae*. Sie erinnern uns an den Fluss des Lebens und die Ewigkeit, die Liebesbotschaft Gottes an uns. Halte dich an die »reine Genügsamkeit«, die Rundung ins Leben bringt und die Hildegard sagen lässt:

Ich sitze über den Sternen, weil mir alle Gottesgaben genügen. Ich freue mich an der süßen Musik der Pauken, da ich mein Vertrauen auf ihn setze. Ich küsse die Sonne, wenn ich ihn frohlockend besitze; den Mond umarme ich, wenn ich ihn in Liebe halte, weil mir das reicht, was sie auf dieser Welt wachsen lassen. Und wozu sollte ich mehr wünschen, als ich brauche? Weil ich Barmherzigkeit für alles aufbringe, ist mein Gewand aus weißer Seide, und weil ich milde gesonnen bin, wo es um die Lebensbedürfnisse geht, ist mein Kleid mit kostbaren Edelsteinen geschmückt. Daher wohne ich im Palast des Königs. Und es fehlt mir an nichts, was nur mein Herz begehrt.[91]

Nachwort

Ein Buch schreiben? Ich? Erzählen, begeistern, eine Person lebendig werden lassen im Hier und Jetzt. Ja. In Worte fassen »was mir auf der Zunge liegt« und »in Kopf und Bauch schwirrt«? Aber ohne Begegnung mit Menschen, die den Augenblick kostbar machen? Stattdessen leeres Papier oder eine offene Datei auf dem Bildschirm? Viele Stunden sitzen, um zu schreiben statt Beziehungen zu pflegen? Ungewohnt, schwer vorstellbar für mich. Doch der Wunsch wird lauter: »Wo können wir nachlesen, was wir an diesem Abend über Hildegard von Bingen gehört haben? Eine Zusammenschau ihrer Theologie und Kosmologie sowie der Heilkunde, verbunden mit den mystischen Visionsbildern. Geschrieben in einer Sprache, so verständlich, dass wir es gerne in die Hand nehmen. Nährendes Wissen und erprobte Rezepte für Leib und Seele im Alltag!«

Danke allen Zuhörer*innen, Frauen und Männern, die an meinen Seminaren teilgenommen haben und mich zu diesem Buch ermutigt haben.

Danke allen Freundinnen und Freunden, die mich intensiv begleitet haben in dieser Zeit.

Danke allen Gastgeberinnen und Gastgebern, die mir eine »Schreibzeit« mit wunderbarem Ausblick, Genuss und wertvollen Gesprächen, eine »Heimat auf Zeit« gaben.

Danke meinem Mann und unseren Kindern, die mir Freiheit und Zeit lassen konnten, ungestört im Atelier zu arbeiten.

Kraft zum Weitergehen und Schreiben schenkte Gott selbst, in der Krankheit und Sterbebegleitung meiner Cousine und Zeiten der Schwachheit und des Zweifelns in mir.

Ein herzlicher Dank an meinen Lektor Dr. Ulrich Sander vom Patmos Verlag und den Gestalter des Buches, Herrn Burkhard Finken von Finken & Bumiller, Stuttgart.

Danke sage ich allen mit dem Visionsbild »Die Chöre der Engel«: Ihr macht mein Leben rund und schön!

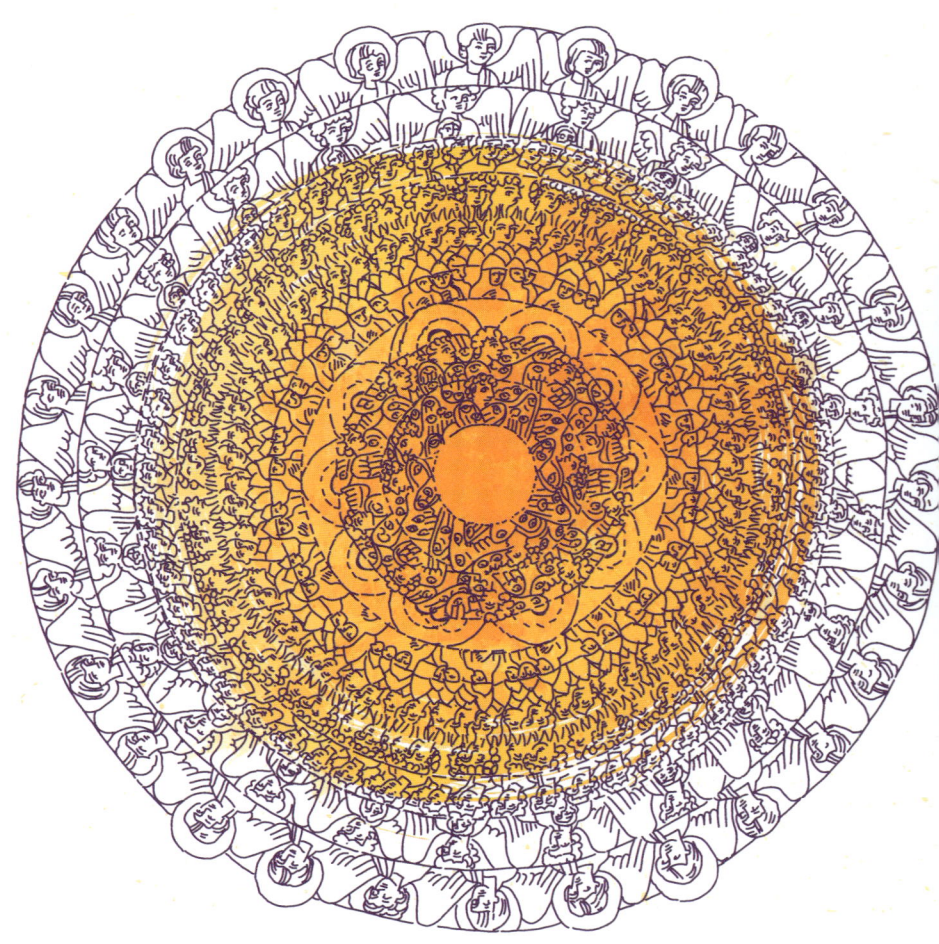

»DIE CHÖRE DER ENGEL«

Ein Buch – ein Weg. Wie der Weg durch das Labyrinth von Chartres. Für mich entsteht er im Gehen und Erfahren all der Gefühle, die mich durchfluteten: Freude, Trauer, Schmerz, Unfriede, Zerrissenheit, Sorglosigkeit, Glück, Zufriedenheit, Sehnsucht ... So war der Weg des Schreibens ein Erfahren von Grenzen meiner unvollkommenen Sprache, meiner Sicht und meines Ausdrucks. Dank Hildegard von Bingen konnte ich eintauchen in ihre Visionen und Schriften und mich vertiefen, nachlesen. Erfahren: »Gott sieht mich groß.« Zeigt mir durch meinen Weg und Menschen, die mich begleiten: »Ich nehme dich an, so wie du bist!«

Ein Schlüsselerlebnis: Investition an Zeit und Herzblut lohnt. Gott lässt mich spüren, dass er mir Wegweiser ist durch alle Schwierigkeiten hindurch, vor allem in der Beziehung zu mir selbst und zu Menschen, auch denen, die bereits ewig sind. »Auch, wenn die Liebe von selbst entsteht, sie wächst nicht von selbst. Das seelische Ineinander müssen wir pflegen, auch dort, wo es hart auf hart geht« (J. Kentenich). Reich beschenkt und getragen fühle ich mich durch das Wissen: »Die Liebe zur Weisheit ist essbar«, es gibt mehr als neun Wege, um sich zu nähren, und so ausweglos manche Situation erscheinen mag, vertraue ich auf das Wort: Es wirkt! Danke Hildegard, du »Prophetin im Heute«!

Annette Heizmann

Durch das Wort, das der Lebensquell selber ist, kam die umarmende Mutterliebe Gottes hernieder. Sie nährte uns zum Leben. Sie steht bei uns in Gefahr.

Literaturhinweise

Schriften der Hildegard von Bingen

Deutschsprachige Gesamtausgabe der Werke Hildegards im Beuroner Kunstverlag, hg. von der Abtei St. Hildegard, Rüdesheim/Eibingen

Band 1
Wisse die Wege– Liber Scivias. Eine Schau von Gott und Mensch in Schöpfung und Zeit, Neuübersetzung von Mechthild Heieck, mit einer Einführung von Maura Zátonyi OSB, Beuron 2010

Band 2
Ursprung und Behandlung der Krankheiten – Causae et Curae, übersetzt und eingeleitet von Ortrun Riha, Beuron 2011

Band 3
Das Leben der heiligen Hildegard von Bingen – Vita Sanctae Hildegardis, mit einer Einführung von Michael Embach, übersetzt von Monika Klaes-Hachmöller, Beuron 2013

Band 4
Lieder – Symphoniae, neu übersetzt und eingeleitet von Barbara Stühlmeyer, Beuron 2012

Band 5
Heilsame Schöpfung. Die natürliche Wirkkraft der Dinge – Physica, übersetzt und eingeleitet von Ortrun Riha, Beuron 2012

Band 6
Das Buch vom Wirken Gottes – Liber divinorum operum. Neuübersetzung aus dem Lateinischen von Mechthild Heieck, Einführung von Caecilia Bonn OSB, Beuron 2012

Band 7
Das Buch der Lebensverdienste – Liber vitae meritorum, übersetzt und eingeleitet von Maura Zátonyi OSB, Beuron 2014

Band 8
Briefe – Epistolae, übersetzt und eingeleitet von Walburga Storch OSB, Beuron 2012

Band 9
Katechesen – Kommentare – Lebensbilder. Opera minora, Beuron 2015

Band 10
Prophetisches Vermächtnis – Testamentum propheticum, übersetzt und eingeleitet von Maura Zátonyi OSB, Beuron 2016

Hildegard von Bingen, Wisse die Wege – *Scivias*. Nach dem Originaltext des illuminierten Rupertsberger Kodex der Wiesbadener Landesbibliothek ins Deutsche übertragen und bearbeitet von Maura Böckeler, mit einer Einführung von Ildefons Herwegen, 1928

Hildegard von Bingen, Über die Liebe. Ausgewählt und mit einem Nachwort von Peter Dinzelbacher, München 2005

Sr. Hiltrud Gutjahr OSB/Sr. Maura Zátonyi OSB (Hg.), Geschaut im lebendigen Licht: Die Miniaturen des Liber Scivias der Hildegard von Bingen, hg. von der Benediktinerinnen-Abtei St. Hildegard, Eibingen, Beuron 2011

Schriften über Hildegard von Bingen und verwendete Literatur

Traude Bollig, Hildegard von Bingen-Symbolkartenset: Die Heilkraft ihrer Symbole, Lamarutti 2011

Michael Gienger, Die Heilsteine der Hildegard von Bingen. Das Hausbuch der Steinheilkunde. Neue Erkenntnisse zu alten Weisheiten, München 1997

Gottfried Hertzka, So heilt Gott. Die Medizin der hl. Hildegard, Stein am Rhein 1970

Maria Regina Kaiser (Hg.), Hildegards Schatzkiste. Kräuterwissen, Rezepte und Heilsames für die Seele, Freiburg i Br. 2018

Charlotte Kerner, Alle Schönheit des Himmels. Die Lebensgeschichte der Hildegard von Bingen, Weinheim 1997

Hans-Jürgen Kotzur (Hg.), Hildegard von Bingen (1098–1179), Bearb. von Winfried Wilhelmy und Ines Koring. Mainz 1998

Dr. Kaja Nordengen, Wer schneller denkt, ist früher Klug. Alles über das Gehirn, München 2018

Sr. Philippa Rath OSB, Abteiführer St. Hildegard Rüdesheim-Eibingen, Petersberg, Imhof, 2002

Lydia Reutter, Leib und Seele reinigen. Heilfasten nach Hildegard von Bingen, Tübingen 2005

Rita Rochira, Gesundheits-Kochbuch. Iss dich gesund und fit dank Hildegard v. Bingen, Rorschacherberg, Farmesan AG

Walburga Storch (Hg.), Gebete der Hildegard von Bingen, Mainz 1998

Hanna Strack, Frauen in den Visionen Hildegards von Bingen. Meditationen von Hanna Strack, Düsseldorf 1998

Hanna Strack, Schöpfungswonne. Eine Theologie des Blühens, Münster 2018

Hildegard Strickerschmidt, Geerdete Spiritualität bei Hildegard von Bingen. Neue Zugänge zu ihrer Heilkunde, Münster 2007

Hildegard Strickerschmidt, Hildegard von Bingen. Prophetin, Mystikerin, Heilerin – ein spirituelles Lesebuch, Leipzig 2013

Hildegard Strickerschmidt, Hildegard von Bingen: Die Seele altert nicht. Wofür es sich zu leben lohnt, Leipzig 2018

Barbara Stühlmeyer/Sabine Böhm, Tugenden und Laster. Wegweisung im Dialog mit Hildegard von Bingen, Beuron, 2012

Michael Zöller, Gott weist seinem Volk seine Wege. Die theologische Konzeption des Liber Scivias der Hildegard von Bingen (1098-1179), Tübingen 1997

ZDF-Serie: Die großen Deutschen »Hildegard von Bingen und die Macht der Frauen«, 21.11.2010, 42 Min.

https://www.zdf.de/dokumentation/die-deutschen/hildegard-von-bingen-und-die-macht-der-frauen-100.html

Schriften zur Lingua ignota und den Litterae ignotae

Allessandro Bausani, Geheim- und Universalsprachen, Entwicklung und Typologie, Stuttgart 1982, S. 72–76

Wilhelm Grimm, Zeitschrift für deutsches Altertum, Leipzig, 6. Band 1848, S. 321–340 Wiesbadener Glossen *(befasst sich mit den mittelhochdeutschen Über-setzungen der Unbekannten Sprache der Handschrift C)*

Sarah Higley, Hildegard of Bingen's Unknown Language: An Edition, Translation and Discussion. (The New Middle Ages series.) Palgrave Macmillan, 2007, Pp. xvi + 246

Pitra, Analeta Band 8, S. 496–502: Lingua Ignota *(enthält aus der Handschrift C diejenigen Wörter der Unbekannten Sprache, die Pflanzen betreffen, unter dem Titel: »S. Hildegardis Herbarium«)*

Marie-Louise Portmann/Alois Odermatt (Hg.), Hildegard von Bingen, Wörterbuch der unbekannten Sprache (LINGUA IGNOTA), Verlag Basler Hildegard-Gesellschaft, 1986

Ferdinand Wilhelm Emil Roth, Geschichtsquellen aus Nassau, Band 1, Geschichtsquellen des Niederrheingaus, 1880, S. 457-463 *(enthält ein vollständiges Verzeichnis aller Wörter der Unbekannten Sprache und der beigefügten lateinischen/mittelhochdeutschen Übersetzungen)*

Marianna Schrader/Adelgundis Führkötter, Die Echtheit des Schrifttums der Heiligen Hildegard von Bingen, Köln 1956, S. 51–54

Abbildungsnachweise

Noch zu Lebzeiten Hildegards entstand im Kloster Rupertsberg eine Prachthandschrift ihres Werkes »Wisse die Wege« (Scivias) mit 35 Miniaturen, der Rupertsberger Kodex. Seit Ende des Zweiten Weltkriegs ist diese Handschrift verschollen, es existiert aber ein Faksimile der Handschrift und der Miniaturen, zwischen 1927 und 1933 von den Schwestern in Eibingen per Hand erstellt.

Auf dem Buch-Cover und auf S. 132 ist Tafel 11 des Scivias-Faksimiles zu sehen: »Die wahre Dreiheit in der wahren Einheit« Foto: © Benediktinerinnen-Abtei St. Hildegard, Rüdesheim.

Die anderen Abbildungen sind Nachzeichnungen von Miniaturen aus diesem Kodex oder von Miniaturen aus einer Handschrift des Liber divinorum operum (Lucca-Kodex, 13. Jahrhundert)
Die »Scivias«-Faksimileabbildungen können im Internet mit Bildbeschreibungen angesehen werden:
https://www.abtei-st-hildegard.de/die-scivias-miniaturen/

Nachzeichnungen:
S. 13: Abb. nach Scivias, Tafel 1: »Die Seherin«
S. 15: Abb. nach Scivias, Tafel 2: »Der Leuchtende«
S. 18: Abb. nach Scivias, Tafel 5: »Die Seele und ihr Zelt« (linke Seite)
S. 41: Abb. nach Scivias, Tafel 31: »Der Menschensohn«
S. 63: Abb. nach Liber divinorum operum, Vierte Vision: »Der Kosmosmensch«

S. 75: Abb. nach *Liber divinorum operum*, Achte Vision: »Der Brunnen des Lebens« (Ausschnitt)

S. 100: Abb. nach *Scivias*, Tafel 29, »Die Säule der Menschheit des Erlösers«

S. 105: Abb. nach *Scivias*, Tafel 10, »Der Erlöser«

S. 110: S. 63. Abb. nach *Liber divinorum operum*, Zehnte Vision: »Frau Weisheit«

S. 172, Abb. nach *Scivias*, Tafel 9: »Die Chöre der Engel«

Pflanzenabbildungen:

S. 80, Mariendistel: *Johann Wilhelm Weinmann*, Eigentliche Darstellung einiger Tausend ... gewachsener Bäume, Stauden, Kräuter, Blumen, Früchte und Schwämme, Regensburg 1735

S. 119, Scharfgarbe: *Leonhart Fuchs*, De historia stirpium commentarii insignes, Basel 1542

S. 122, Brennnessel: *Johann Wilhelm Weinmann*, Eigentliche Darstellung einiger Tausend ... gewachsener Bäume, Stauden, Kräuter, Blumen, Früchte und Schwämme, Regensburg 1735

S. 143: *Christine Schramm*, Engel der Grünkraft © Christine Schramm

Anmerkungen

1. Hildegard von Bingen, Scivias/Wisse die Wege, Hildegard von Bingen-Werke Bd. 1, S. 15
2. Hildegard von Bingen, Liber vitae meritorum/Buch der Lebensverdienste, Hildegard von Bingen-Werke Bd. 7, S. 44.
3. Hildegard von Bingen, Scivias/Wisse die Wege, Hildegard von Bingen-Werke Bd. 1, S. 61; vgl. Geschaut im lebendigen Licht, Tafel 5, S. 36
4. Hildegard von Bingen, Scivias/Wisse die Wege, Hildegard von Bingen-Werke Bd. 1, S. 74.
5. Hildegard von Bingen, Scivias/Wisse die Wege, Hildegard von Bingen-Werke Bd. 1, S.74 ff.
6. Vgl. Hanna Strack, Schöpfungswonne. Theologie des Blühens, Münster 2018. Die evangelische Theologin widmet darin Hildegards »Viriditas/Grünkraft« ein eigenes Kapitel.
7. Hildegard von Bingen, Scivias/Wisse die Wege, Hildegard von Bingen-Werke Bd. 1, S. 74.
8. Hildegard von Bingen, Causae et curae/Ursprung und Behandlung der Krankheiten, Hildegard von Bingen-Werke Bd. 2, S. 182.
9. Qigong umfasst Meditations- und Bewegungsübungen nach jahrhundertealter chinesischer Tradition. Die Übungen kombinieren sieben Komponenten: Entspannung – Ruhe – Natürlichkeit – Bewegung – Atmung – mentale Vorstellung – Ton.
10. Hildegard von Bingen, Scivias/Wisse die Wege, Hildegard von Bingen-Werke Bd. 1, S. 462.
11. Ebd.
12. Hildegard von Bingen, Scivias/Wisse die Wege, Hildegard von Bingen-Werke Bd. 1, S. 463.
13. Hildegard von Bingen, Scivias/Wisse die Wege, Hildegard von Bingen-Werke Bd. 1, S. 472.
14. Geschaut im lebendigen Licht, S. 125
15. Hildegard von Bingen, Liber vitae meritorum/Das Buch der Lebensverdienste, Hildegard von Bingen-Werke Bd. 7, S. 264.
16. Ebd.
17. Hildegard von Bingen, Causae et curae/Ursprung und Behandlung der Krankheiten, Hildegard von Bingen-Werke Bd. 2, S. 22.

18 Hildegard von Bingen, Symphoniae/Lieder, Hildegard von Bingen-Werke Bd. 4, S. 57., Walburga Storch (Hg.), Gebete der Hildegard von Bingen, S 31.
19 Hildegard von Bingen, Symphoniae/Lieder, Hildegard von Bingen-Werke Bd. 4, Einführung S. 6.
20 Hildegard von Bingen, Causae et curae/Ursprung und Behandlung der Krankheiten, Hildegard von Bingen-Werke Bd. 2, S. 22.
21 Die Übungen »Morgenkuss« und »Abendkuss« sind durch Jin Shin Jyutsu inspiriert, und ich verbinde sie mit meinem Abend- bzw. Morgengebet. Jin Shin Jyutsu geht auf den Japaner Jiro Murai (1886–1960) zurück, der sie aus alten japanischen Quellen schöpfte. In den Westen gelangte diese Harmonisierungskunst durch seine Schülerin Mary Burmeister (1918–2008).
22 Hildegard von Bingen, Physika/Heilsame Schöpfung, 1.5, Hildegard von Bingen-Werke Bd. 5., S. 26.
23 Hildegard von Bingen, Physika/Heilsame Schöpfung 1.66, Hildegard von Bingen-Werke Bd. 5., S. 73–75.
24 Hildegard von Bingen, Physika/Heilsame Schöpfung 1.24 (Hildegard von Bingen-Werke Bd. 5, S. 41: Flohkraut: S.41).
25 Hildegard von Bingen, Physika/Heilsame Schöpfung 1.52, Hildegard von Bingen-Werke Bd. 5., S. 60.
26 Hildegard von Bingen, Physika/Heilsame Schöpfung 1.21, Hildegard von Bingen-Werke Bd. 5, S. 39.
27 Hildegard von Bingen, Causae et curae/Ursprung und Behandlung der Krankheiten, Hildegard von Bingen-Werke Bd. 2, S. 151.
28 Hildegard von Bingen, Symphoniae/Lieder, Hildegard von Bingen-Werke Bd. 4, S. 228 ff.
29 Hildegard von Bingen, Physika/Heilsame Schöpfung 7.20, Hildegard von Bingen-Werke Bd. 5, S. 406.
30 Als »Schwarzgalle« bezeichnet man in der Vier-Säfte-Lehre (Blut, gelbe Galle, Schwarzgalle, Schleim) der Traditionellen Abendländischen Medizin denjenigen Saft im Körper, der eher die Abbauprodukte des Blutes und sämtliche Abbau- und Stoffwechselprodukte enthält.
31 Hildegard von Bingen, Causae et curae/Ursprung und Behandlung der Krankheiten, Hildegard von Bingen-Werke Bd. 2, S. 87.
32 Lydia Reutter, Heilfasten nach Hildegard von Bingen. Leib und Seele reinigen, München u. a. 2006 (Erstausgabe Tübingen 2005).
33 Wie Causae et curae/Ursprung und Behandlung der Krankheiten, Liber divinorum operum/Das Buch vom Wirken Gottes, Physika/Heilsame Schöpfung.

34 Hildegard von Bingen, Epistolae/Briefe, Brief 94, Hildegard von Bingen-Werke Bd. 8., S. 164.
35 Hildegard von Bingen, Physika/Heilsame Schöpfung 3.12, Hildegard von Bingen-Werke Bd. 5, S. 203.
36 Hildegard von Bingen, Physika/Heilsame Schöpfung, 1.99, S. 94.
37 Hildegard von Bingen, Physika/Heilsame Schöpfung 1.69, Hildegard von Bingen-Werke Bd. 5, S. 78.
38 Hildegard von Bingen, Physika/Heilsame Schöpfung, 3.1.
39 Hildegard von Bingen, Causae et curae/Ursprung und Behandlung der Krankheiten, Hildegard von Bingen-Werke Bd. 2, S. 136; 146.
40 Hildegard von Bingen, Vita S. Hildegardis/Das Leben der heiligen Hildegard von Bingen, Hildegard von Bingen-Werke Bd. 3, S. 71.
41 Hildegard von Bingen, Vita S. Disibodi, in. Dies., Opera minora/Katechesen – Kommentare – Lebensbilder, Hildegard von Bingen-Werke Bd. 9.
42 Hildegard von Bingen, Vita S. Ruperti, in. Dies., Opera minora/Katechesen – Kommentare – Lebensbilder, Hildegard von Bingen-Werke Bd. 9.
43 Hildegard von Bingen, Liber vitae meritorum/Buch der Lebensverdienste, Hildegard von Bingen-Werke Bd. 7, S. 51.
44 Hildegard von Bingen, Physika/Heilsame Schöpfung 3.54, Hildegard von Bingen-Werke Bd. 5, S. 240.
45 Hildegard von Bingen, Physika/Heilsame Schöpfung, Buch 2, Hildegard von Bingen-Werke Bd. 5, S. 173 ff.
46 Hildegard von Bingen, Physika/Heilsame Schöpfung 2.5, Hildegard von Bingen-Werke Bd. 5, S. 176.
47 Hildegard von Bingen, Symphoniae/Lieder, Lied 60 O quam mirabilis, Hildegard von Bingen-Werke Bd. 4., S. 180 f.
48 Hildegard von Bingen, Scivias/Wisse die Wege, Hildegard von Bingen-Werke Bd. 1, S. 427.
49 Geschaut im lebendigen Licht, S. 117.
50 Hanna Strack hat in dem kleinen Büchlein »Frauen in den Visionen Hildegards von Bingen« (Pinnow/Düsseldorf 1998) Meditationen veröffentlicht, die uns die Augen öffnen für die Dimension der Visionsbilder für den eigenen Glaubens- und Lebensweg. Das Buch ist vergriffen und im Internet als Download kostenlos beziehbar: http://www.hanna-strack.de/wp/wp-content/uploads/2011/05/Hildegard-von-Bingen.pdf (Stand 1.1.2020).
51 Hildegard von Bingen, Symphoniae/Lieder, Lied 39, Hildegard von Bingen-Werke Bd. 4, S. 130.
52 Hildegard von Bingen, Epistolae/Briefe 103R, Hildegard von Bingen-Werke Bd. 8, S. 175.

53 Ebd.
54 Hildegard von Bingen, Symphoniae/Lieder, Lied 71, Hildegard von Bingen-Werke Bd. 4, S. 199.
55 Hildegard von Bingen, Physika/Heilsame Schöpfung, Buch der Steine 1.4, Hildegard von Bingen-Werke Bd. 5, S. 247 f.
56 Hildegard von Bingen, Physika/Heilsame Schöpfung, Buch der Steine 4.5, Hildegard von Bingen-Werke Bd. 5, S. 255 f.
57 Hildegard von Bingen, Physika/Heilsame Schöpfung, Buch der Steine 4.8, Hildegard von Bingen-Werke Bd. 5, S. 264: »Deus, qui super omnia et im omnibus magnificatus est, in honore suo, me non abjiciat, sed in benedictione me conservet, confirmet et constituat.«
58 Hildegard von Bingen, Physika/Heilsame Schöpfung 4.8, Hildegard von Bingen-Werke Bd. 5, S. 262.
59 Hildegard von Bingen, Physika/Heilsame Schöpfung, Hildegard von Bingen-Werke Bd. 5, S. 282.
60 Hildegard von Bingen, Physika/Heilsame Schöpfung, Hildegard von Bingen-Werke Bd. 5, S. 268.
61 Hildegard von Bingen, Physika/Heilsame Schöpfung 1.83, Hildegard von Bingen-Werke Bd. 5.
62 Hildegard von Bingen, Physika/Heilsame Schöpfung 2.2, Hildegard von Bingen-Werke Bd. 5.
63 Hildegard von Bingen, Liber vitae meritorum/Buch der Lebensverdienste, Hildegard von Bingen-Werke Bd. 7, S. 163.
64 In der Nummerierung der Physika finden wir die Schafgarbe unter I. 113.
65 Hildegard von Bingen, Physika/Heilsame Schöpfung 2.2, Hildegard von Bingen-Werke Bd. 5.
66 Aus: Hildegard von Bingen: Der Mensch in der Verantwortung, übersetzt von Heinrich Schipperges. S. 34: Die Barmherzigkeit antwortet der Herzenshärte.
67 Marianne Pfau, »Hildegard von Bingen (1098–1178). Echo aus dem zwölften Jahrhundert: Die geistliche Musik der Hildegard von Bingen«, in: Annäherung VII. – an sieben Komponistinnen, hrsg. von Clara Mayer, Furore Verlag Kassel 1996, S. 7–22, hier S. 9.
68 Singendes Körpergebet. Rituallied vertont von Elke Voltz. Titel aus der CD »Free your soul – Free your voice« von Elke Voltz.
69 Hildegard von Bingen, Scivias/Wisse die Wege, Hildegard von Bingen-Werke Bd. 1, S. 15.
70 Hildegard von Bingen, Liber vitae meritorum/Buch der Lebensverdienste, Hildegard von Bingen-Werke Bd. 7, S. 277.
71 Der Film erschien 2012 in der ZDF-Reihe »Die großen Deutschen«.

72 Hildegard von Bingen, Symphoniae/Lieder, Lied 17, Hildegard von Bingen-Werke Bd. 4, S. 61.
73 Hildergard von Bingen, Liber divinorum operum/Buch vom Wirken Gottes 1,12, Hildegard von Bingen-Werke Bd. 6.
74 Geschaut im lebendigen Licht, S. 92/93.
75 Glaubensbekenntnis von Jugendlichen, Quelle unbekannt.
76 Hildegard von Bingen, Epistolae/Briefe, Hildegard von Bingen-Werke Bd. 8. Lesenswert – und manchmal so spannend wie Kurzgeschichten mit Aktualitätsbezug!
77 Michael Zöller zeigt umfassend auf, wie dies ein Heilsweg für die ganze Kirche ist, in seinem Werk: Gott weist seinem Volk seine Wege. Die theologische Konzeption des Liber Scivias der Hildegard von Bingen 1098–1179, Marburg 1997.
78 Hildegard von Bingen, Epistolae/Briefe, Brief 75 An den Abt (Disibodenberg), Hildegard von Bingen-Werke Bd. 8, S. 122.
79 Hildegard von Bingen, Scivias/Wisse die Wege, Hildegard von Bingen-Werke Bd. 1, S. 16.
80 Ebd.
81 Hildegard von Bingen, Scivias/Wisse die Wege, Hildegard von Bingen-Werke Bd. 1, S. 17.
82 Zitiert nach: Hildegard Strickerschmidt, Hildegard von Bingen. Prophetin, Mystikerin, Heilerin, S. 74.
83 Zitiert nach: Hildegard Strickerschmidt, Hildegard von Bingen. Prophetin, Mystikerin, Heilerin, S. 59.
84 Musik und Text von Elke Voltz, CD »Free your soul – Free your voice«.
85 Die drei besagten Handschriften sind: 1. Der Wiesbadener Codex (12. Jh; heute im Landesmuseum Wiesbaden), 2. Der Wiener Codex (leider verlorengegangen vor 1830) und 3. Die Berliner Handschrift (13./14 Jh).
86 Marie-Louise Portmann/Alois Odermatt (Hg.), Hildegard von Bingen, Wörterbuch der unbekannten Sprache (LINGUA IGNOTA), Verlag Basler Hildegard-Gesellschaft, 1986, S. VII.
87 Ebd., S. XII.
88 Ebd., S. IX.
90 Hildegard von Bingen, Epistolae/Briefe, Brief 64, Hildegard von Bingen-Werke Bd. 8, S. 107.
91 Hildegard von Bingen, Liber vitae meritorum/Buch der Lebensverdienste, V 13, Hildegard von Bingen-Werke Bd. 7.

Zur Autorin

Annette Heizmann ist Theologin und Religionspädagogin, Autorin und systemische Familientherapeutin. Die Mutter von drei Kindern ist ausgewiesene Hildegard-Expertin mit zahlreichen Veranstaltungen. Sie lebt bei Tübingen.

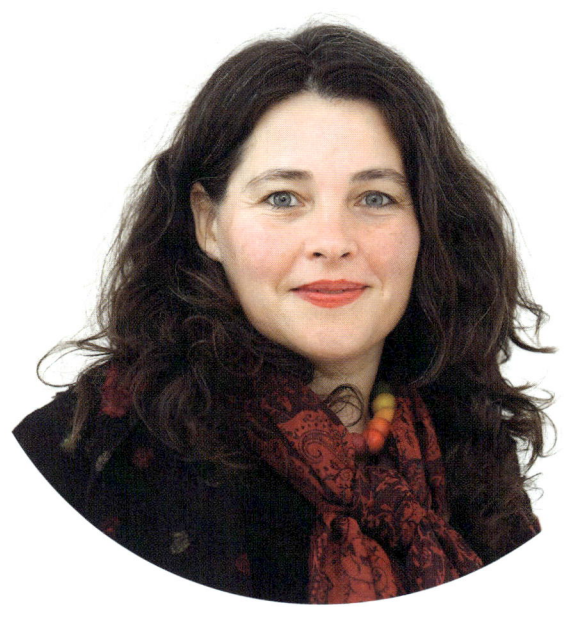

www.annetteheizmann.de